AF465723

ESSAI

SUR LA

TOPOGRAPHIE MÉDICALE

DE LA

VILLE D'ELBEUF

Par Jean-Baptiste-Marin LESAAS

DOCTEUR-MÉDECIN

ANCIEN CHIRURGIEN MILITAIRE, MÉDAILLÉ DE SAINTE-HÉLÈNE
ANCIEN CHIRURGIEN DE LA GARDE NATIONALE D'ELBEUF
MÉDECIN CIVIL CHARGÉ DU SERVICE DE SANTÉ PRÈS LA TROUPE EN GARNISON A ELBEUF
EX-MÉDECIN DU BUREAU DE BIENFAISANCE DE LA MÊME VILLE
EX-INSPECTEUR DU TRAVAIL DES ENFANTS DANS LES MANUFACTURES
VICE-PRÉSIDENT DE LA SOCIÉTÉ DE BIENFAISANCE DES ANCIENS MILITAIRES — 1843
MEMBRE DE LA COMMISSION DE SALUBRITÉ PUBLIQUE — 1832 et 1849
PLUSIEURS PRIX DE VACCINE, MÉDAILLE D'ARGENT EN 1831
ENFIN MÉDAILLE D'HONNEUR ARGENT ET OR, ET PROCLAMÉ LAURÉAT EN 1845

ROUEN

IMPRIMERIE DE E. LEPREVOST-LEROY, RUE SAINT-SEVER, 34

—

1874

ESSAI

SUR LA

TOPOGRAPHIE MÉDICALE

DE LA

VILLE D'ELBEUF

Par Jean-Baptiste-Marin LESAAS

DOCTEUR-MÉDECIN

ANCIEN CHIRURGIEN MILITAIRE, MÉDAILLÉ DE SAINTE-HÉLÈNE
ANCIEN CHIRURGIEN DE LA GARDE NATIONALE D'ELBEUF
MÉDECIN CIVIL CHARGÉ DU SERVICE DE SANTÉ PRÈS LA TROUPE EN GARNISON A ELBEUF
EX-MÉDECIN DU BUREAU DE BIENFAISANCE DE LA MÊME VILLE
EX-INSPECTEUR DU TRAVAIL DES ENFANTS DANS LES MANUFACTURES
VICE-PRÉSIDENT DE LA SOCIÉTÉ DE BIENFAISANCE DES ANCIENS MILITAIRES — 1843
MEMBRE DE LA COMMISSION DE SALUBRITÉ PUBLIQUE — 1832 et 1849
PLUSIEURS PRIX DE VACCINE, MÉDAILLE D'ARGENT EN 1831
ENFIN MÉDAILLE D'HONNEUR ARGENT ET OR, ET PROCLAMÉ LAURÉAT EN 1846

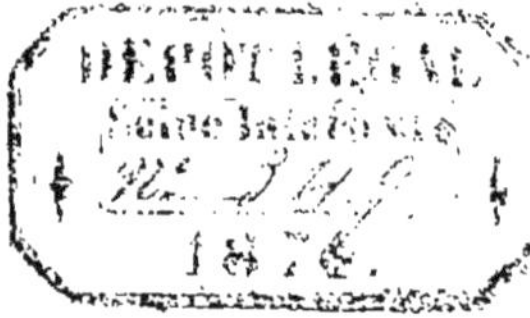

ROUEN

IMPRIMERIE DE E. LEPREVOST-LEROY, RUE SAINT-SEVER, 44

1874

ESSAI

SUR LA

TOPOGRAPHIE MÉDICALE

D'ELBEUF

AVANT-PROPOS

Etudier les influences que les localités, les professions peuvent exercer sur le développement et la marche des maladies, les modifications qu'elles commandent dans leur traitement : tel doit être le premier soin du médecin qui, après avoir acquis la série de connaissances que sa profession exige, vient se fixer dans une contrée pour y exercer l'art de guérir.

Tous les praticiens ont porté leur attention sur ce précepte du vieillard de Cos, *le célèbre Hippocrate*, et dès mes premiers pas dans la carrière médicale, j'ai eu occasion d'observer combien les influences des lieux changent la marche des maladies, quand dans les villes de guerre où je me trouvais appelé à faire le service, dans Stralsund, dans Dantzick, par exemple, les plaies les plus simples, les affections catarrhales les moins graves prenaient une tournure fâcheuse, par cela seul que l'air était vicié dans les hôpitaux encombrés de malades et entourés de marais.

Des médecins célèbres ont indiqué les influences des localités dans la production des fièvres intermittentes, dans le développement des scrofules, du goître, du crétinisme, de la phthisie pulmonaire ; ils ont dit combien la santé publique s'est améliorée quand de grandes plantations d'arbres, de grands desséchements de marais ont été opérés dans des lieux jusque-là insalubres.

Ces médecins ont encore parlé des modifications apportées dans le tempérament des hommes par leur habitation sous un ciel ou brûlant ou glacé, leur nourriture grossière ou délicate, leur vie laborieuse ou inactive ; mais après ces hautes considérations hygiéniques générales, il en est encore de particulières aux simples localités, qui bien que moins tranchées quand il s'agit d'un seul canton ou d'une seule ville, n'en doivent pas moins fixer l'attention des médecins ; aussi quand ils font partie d'un conseil d'hygiène s'empressent-ils d'inviter les administrateurs de la ville où ils résident à poursuivre les travaux d'assainissement nécessaires, autant que possible; grâce au progrès de la civilisation et de la science, on a compris qu'il fallait de l'air pur dans les grands centres de population, et si MM. Haussmann, Verdrel, Buée, Ernest Leroy, ont entrepris d'ouvrir des rues, fondé des squares, distribué des eaux dans des villes comme Paris, Rouen, Elbeuf, c'était dans le but de les assainir, de prévenir la dégénérescence dans les constitutions des habitants, prévenir les maladies, enrayer la marche des épidémies qui surgissent de temps en temps et qui deviennent d'autant plus meurtrières qu'elles agissent sur des localités insalubres.

Pendant cinquante-cinq ans que j'ai exercé ma profession de médecin dans le canton d'Elbeuf, après avoir servi pendant trois ans dans les hôpitaux militaires, j'ai toujours pris en grande considération l'état des localités où j'étais appelé à soigner des malades, les diverses modifications que pouvaient apporter dans la maladie chez ces derniers les diverses professions qu'ils exerçaient; je modifiais mes prescriptions en conséquence ; je prenais note des épidémies avec un soin particulier.

Aujourd'hui que je me suis mis à la retraite à cause de mon âge avancé, je me fais un devoir de donner le résultat de mes observations, afin de continuer le travail qu'avaient commencé autrefois MM. Lepecq-de-la-Cloture, docteur-médecin à Caen, et Henry à Elbeuf, sur les épidémies de leur temps; puisse ce travail, qui pourra être suivi et augmenté par les médecins qui me succéderont, être de quelque utilité à une population à laquelle j'ai porté et porte encore beaucoup d'intérêt. Je suis plein de reconnaissance d'ailleurs pour les bontés qu'ont eues pour moi une grande partie des habitants du canton qui m'ont accordé leur confiance pendant plus d'un demi-siècle; je suis reconnaissant des distinctions dont m'ont favorisé, pendant ce même temps, les diverses administrations qui se sont succédé en me confiant des emplois honorifiques; je me suis trouvé par là récompensé bien au-delà de mon mérite des peines et des fatigues qui incombent au médecin dans sa profession, et consolé des contrariétés que lui suscite assez souvent la concurrence.

NOTICE SUR ELBEUF

ORIGINE — DÉVELOPPEMENT

Nous n'avons sur l'origine d'Elbeuf aucune notion bien positive. Il faut cependant que cette ville soit fort ancienne. D'après des notices données par plusieurs écrivains, entre autres MM. Grémoin, secrétaire-archiviste du dernier prince de Lambesc, seigneur d'Elbeuf, Balliu (dans une notice publiée en 1834), Auguste Le Prevost, Prosper Delarue, ancien maire d'Elbeuf, puis sous-préfet de Mantes, il paraît certain que les Elbeuviens descendent des Celtes nos ancêtres (Gaule celtique); ces peuples vivaient dans les forêts, aux environs du lieu où fut édifiée leur ville; ils se nourissaient de fruits sauvages, de racines et de la chair des animaux qu'ils tuaient à la chasse et dont la peau leur servait de vêtements; ils suivaient les règles des druides, prêtres qui étaient leurs législateurs et leurs juges, prêtres qui faisaient des sacrifices humains.

C'est vers 400 ans avant J.-C. que nos pères, voyant les familles celtiques devenues plus nombreuses, sentirent le besoin d'abandonner leurs sombres forêts et de se rapprocher des fleuves. Ils descendirent sur les bords de la rivière de Seine, où par la pêche ils se procurèrent les poissons nécessaires à leur nourriture; au bas des montagnes qu'ils venaient d'abandonner, ils trouvèrent des sources qu'ils utilisèrent; ils construisirent des cabanes pour se loger, et Elbeuf fut fondé. Ils se répandirent dans les plaines voisines, vers Caudebec, par exemple, où ils purent cultiver les terres, élever des troupeaux de moutons, employer les laines ou les vendre, et le commerce fût établi.

M. Guilmeth, dans son *Histoire d'Elbeuf*, dit qu'il ne peut comprendre comment cette ville a pris l'importance qu'elle a acquise, vu sa position. Evidemment ici l'écrivain a manqué un peu de jugement (1), car la position de ces habitants était des plus favorables; ils purent avec des barques transporter leurs produits agricoles, ainsi que ceux des cultivateurs des hautes terres de la pleine du Neubourg, de ceux des plaines de Caudebec, vers le centre de la Normandie, vers Rouen, d'où ils rapportèrent toutes les denrées et les produits dont ils avaient besoin; les populations voisines vinrent y prendre ce qui leur était nécessaire : Elbeuf devint un centre d'affaires.

D'un autre côté, nos ancêtres ayant trouvé le moyen d'utiliser la laine de leurs troupeaux, d'en faire des tissus (ce que la nature des eaux de sources du lieu avait sans doute favorisé), ils vendirent ces tissus, le

(1) Comme lorsque parlant des mœurs des habitants, il les tourne en ridicule, ainsi que les femmes intelligentes qui les secondent, faute d'autant plus blâmable, que la plupart des notables commerçants, en souscrivant aux livraisons de la publication de son écrit, n'avaient eu qu'un but de générosité pour faire vivre cet écrivain.

commerce devint actif et la ville dut prendre un développement marqué; malheureusement elle fut saccagée à plusieurs reprises dans les guerres quelle eut à soutenir contre des Celtes ses voisins, contre les barbares, les Cimbres, les Teutons et enfin deux fois par les Romains qui en firent la conquête. Il paraît cependant que sous la domination romaine elle continua de commercer et même de prospérer.

360. — D'après des notions anciennes, ce fut au bas de la côte Saint-Haut que les premières constructions furent édifiées. Les habitants se rapprochèrent insensiblement du fleuve; mais comme la Seine débordait fréquemment, parce que la rive était peu élevée, ils ne purent en approcher qu'en conquérant à force de remblais un sol presque toujours immergé; la preuve que les constructions vers la côte Saint-Haut étaient très anciennes, c'est qu'en creusant le sol en ce lieu, dans l'année 1817, on a découvert des squelettes, des glaives, des vases dans des tombeaux en pierre et même des monnaies aux dates de 360.

Il a été écrit un bail de fabrique mentionnant des forces, des tables à tondre, daté de 935 (1).

En 1310, un concile d'évêques, tenu au Pont-de-l'Arche, décida que les templiers, société gorgée de richesses et d'honneurs, qui combattait sourdement la puissance royale de Philippe-le-Bel, méritaient d'être brûlés. Il fallait que la ville eût déjà de l'importance, puisqu'une maison de templiers y existait.

En 1311, Guillaume d'Harcourt, seigneur d'Elbeuf, fit bâtir dans cette ville deux hospices, dont un à Candi-d'Orival, pour y recevoir les malheureux atteints de la lèpre (hôpital Sainte-Marguerite, maladrerie), et un hôpital dans la ville, qui, sous le nom de Saint-Léonard, occupait d'abord le couvent des Ursulines, dont la place Saint-Louis occupe aujourd'hui une partie.

En 1338, Philippe VI en fit un comté, avec droit de haute justice, pour Guillaume d'Harcourt, seigneur d'Elbeuf et de la Saussaie, fondateur de l'église collégiale de ce dernier lieu.

En 1347, une peste noire fit périr beaucoup de monde à Elbeuf.

En 1554, cette ville devint marquisat, en passant dans la maison de Lorraine par le mariage de Louise de Rieux, dame d'Ancenis, comtesse d'Harcourt, avec René de Lorraine, duc de Guise.

En 1581, Henri III l'érigea en duché-pairie en faveur de Charles Ier de Lorraine, comte d'Harcourt, de Lillebonne et de Rieux, fils du précédent.

En 1791, le sixième et dernier duc d'Elbeuf fut Charles-Eugène de Lorraine, prince de Lambesc, qui émigra lors de la Révolution.

Ces faits, et ceux qui ont suivi, étant du domaine de l'histoire, il faut se reporter pour plus amples détails aux écrits de MM. Guilmeth en 1842, et Petit en 1856.

(1) Notion fournie par M. Prosper Delarue, ancien maire d'Elbeuf, en 1804, et ancien sous-préfet de Mantes, dans un rapport adressé à M. le préfet de la Seine-Inférieure.

TOPOGRAPHIE MÉDICALE

CHAPITRE Ier

EXPOSITION

Située sur le versant d'une colline couronnée de bois qui se prolongent au sud-est et au sud-ouest, en l'abritant de ses divers côtés, la ville d'Elbeuf occupe la rive gauche de la Seine, au fond de la grande courbe que décrit cette rivière depuis la ville de Pont-de-l'Arche jusqu'à la commune de Oissel, à 1° 22' de longitude occidentale et 49° 20' de latitude septentrionale ; le plan incliné sur lequel elle repose regarde le nord et reçoit les vents nord, nord-est et nord-ouest qui, après avoir traversé les plaines sablonneuses et boisées des communes de Tourville, Cléon, Saint-Aubin, passent la rivière, apportant avec eux quelquefois des brouillards qui ne sont pas sans inconvénients.

Trois vallons traversent les collines qui abritent Elbeuf du côté du sud et du sud-ouest; le premier est le vallon de la Saussaie, le deuxième celui que forme la réunion des vallons des Ecameaux et du Thuit-Anger, le troisième dit Trou-de-la-Bouille ; les deux premiers ne permettent le passage qu'aux vents sud et sud-ouest qui traversent des bois d'une étendue de quatre kilomètres, et qui sont plutôt salubres que nuisibles, surtout le vallon de la Saussaie, car ce dernier, en serpentant dans la forêt, va d'Elbeuf au village de la Saussaie pour se terminer où commence la riche plaine du Neubourg. Le village de la Saussaie est remarquable parce qu'il est édifié d'une église collégiale fondée par un duc d'Harcourt, seigneur d'Elbeuf; cette église est d'architecture gothique, placée au milieu d'un cloître édifié de maisons qui logaient les moines ; on y a construit depuis des maisons de maîtres qui attestent de l'opulence de leurs propriétaires. Des villas de belle construction se remarquent à différents points du village, ainsi que le château de M. de Bostenay avec ses avenues séculaires; tout cela forme un séjour des plus agréables ; aussi, dans les beaux jours de l'année, les habitants d'Elbeuf le choisissent-ils pour but de leurs excursions, et les médecins y envoient les convalescents pour respirer sur ce lieu élevé et près d'un bois l'air vivifiant qui peut ranimer leurs forces; les enfants sont placés en nourrice chez les saines et fortes habitantes qui veulent bien se charger de les élever.

Les vallons boisés du Thuit-Anger, du Thuit-Agron et des Ecameaux se réunissent à un kilomètre d'Elbeuf; dans les beaux jours, ils peuvent être fréquentés, mais dans les temps pluvieux ils reçoivent les eaux pluviales des plaines du Thuit-Signol et du Thuit-Agron, qui par moments forment des torrents qui naguère traversaient Elbeuf en y occasionnant des dommages; ces vallons restent souvent humides et sont moins convenables pour donner aux vents qui les parcourent toute la salubrité désirable.

Le troisième vallon, qui traverse la forêt de la Bouille, est le plus important; il donne passage pendant une partie de l'année à un vent frais d'ouest que nous nommons vent de mer, parce qu'il vient de l'embouchure de la Seine; ce vent, qui se fait sentir assez souvent dans l'hiver, n'est pas sans influence sur les maladies qui se développent dans la ville.

Vers l'est-sud-est arrive par la plaine de Caudebec un vent froid qui vient entre la forêt de Pont-de-l'Arche et la chaîne de montagnes où se termine la vallée d'Andelle; il n'est pas sans influence encore sur le développement des maladies; il a même produit des épidémies dans la commune de Caudebec-lès-Elbeuf qu'il traverse, et dont le sol est humide et marécageux.

Elbeuf est véritablement entouré de forêts : à l'ouest, la forêt de la Bouille se relie par les bois de La Londe, du Thuit-Anger à ceux de la Saussaie; au midi, ceux-ci, par les bois de Saint-Cyr, vont s'unir à la forêt de Louviers, qui tient à celle de Pont-de-l'Arche; à l'est, de l'autre côté de la Seine, se montre sur les hauteurs de la vallée d'Andelle une forêt qui vient joindre au nord le bois des Authieux, en face d'Elbeuf, où l'on voit encore les bois de Cléon et de Saint-Aubin. Aussi, de quelque côté que les vents arrivent sur la ville, sont-ils en quelque sorte tamisés et purifiés par leur passage dans des feuillages qui exhalent de l'oxigène, surtout au soleil, ce qui rend l'air très vivifiant et très pur.

CHAPITRE II

LE SOL

Le sol sur lequel repose Elbeuf est siliceux et calcaire; vers la rive, il montre des traces de terrains d'alluvion et surtout de remblais; vers la partie sud-sud-ouest, où se trouve la base des collines environnantes, on rencontre par couches les tufs, marnes, quartz et silex qui les constituent; on a trouvé de la chaux carbonatée, c'est-à-dire des marbres; j'ai vu dans ma jeunesse un horloger du nom de Jay, rue Saint-Jean, en polir des morceaux. On a trouvé depuis des grès en rognons volumineux lorsque l'on a ouvert dans le flanc d'une colline la grande route d'Elbeuf au Bourgtheroulde.

Vers le sud les terrains contiennent plus d'humus ou terre végétale; c'est de ce côté que les plantes et les arbres à fruit ont pu être cultivés avec le plus d'avantages.

La hauteur du sol au-dessus du niveau de la mer, prise du pavage près l'église Saint-Jean, est de 15 mètres.

La hauteur au-dessus de l'étiage ou niveau de la Seine est de 4 mètres.

On a calculé que le nombre de jours de pluies est d'environ 165.

La quantité de pluie 62 centimètres.

La température est généralement un peu froide, vu l'exposition de la ville aux vents d'ouest, nord et est qui sont les plus ordinaires; cependant la moyenne est de 9 degrés 4 dixièmes au thermomètre centigrade, ce qui équivaut à peu près à 7° Réaumur, et cela est loin de 15° qui est une température douce.

Le plus grand froid observé a été de 23 degrés 5 dixièmes au-dessous de zéro le 15 janvier 1795.

La plus grande chaleur a été de 38 degrés Réaumur le 8 juillet 1793.

Le thermomètre, en 1846, n'a marqué que 33 degrés 1 dixième à l'ombre, à Elbeuf, au thermomètre centigrade, le 22 juin; tout le mois, la moyenne de la température a été 21 + 0.

CHAPITRE III

LES EAUX

Les eaux qui coulent dans la ville sont de plusieurs espèces; elles ont demandé un examen particulier.

1° Les eaux de sources;

2° Les eaux de puits artésiens;

3° Les eaux de puits et de pompes.

Les eaux de sources ont été analysées par des médecins. J'ai voulu m'assurer si elles ne contenaient que de la sélénite (sulfate de chaux) mentionnée par eux, et j'en ai fait une nouvelle analyse avec l'aide d'un pharmacien instruit, M. Delhomel, et cela quarante ans après les travaux de nos prédécesseurs; nous avons porté nos investigations sur les eaux employées dans la ville.

Voici le résultat de nos recherches.

Nous présumions fortement que les eaux qui, par leur douceur favorable au lavage et à la teinture des laines, avaient depuis longtemps contribué à la perfection des draps, contenaient bien peu de sels de chaux ou tous autres principes nuisibles; nos expériences nous en ont donné la preuve.

A. — *Source du Montduve.*

Tout à fait au midi de la ville, elle n'a pendant longtemps manifesté sa présence que par un filet d'eau qui entretenait un petit bassin où l'on puisait l'eau nécessaire au jardinage et aux besoins domestiques du propriétaire. Jadis M. Delarue-Despostils, et depuis M. Lambert, ce qui n'était pas utilisé se répandait aux environs du bassin et était absorbé par le sol.

Il y a quelques années la ville d'Elbeuf, pour établir un dispensaire, a fait l'acquisition de la portion de terrain sur laquelle se trouvait la source. En enlevant une assez forte pierre tout à fait voisine, à cause de travaux projetés, tout à coup surgit un volume d'eau que l'on s'empressa d'utiliser, et cette belle source, du sol élevé qu'elle occupe, va par des conduits souterrains donner jusqu'aux places Lemercier et du Calvaire une eau potable au moyen de fontaines que l'on y a érigées. Ce fut un événement heureux pour la ville.

A l'analyse cette eau a été sans action sur le papier bleu de tournesol ; elle l'eût rougi si elle avait été acide ; elle eût ramené au bleu le papier rougi par un acide si elle eût été alcaline.

Elle fait l'eau de savon d'une manière satisfaisante, et il est facile de s'en convaincre. Dans une verrée d'eau claire, mettez gros comme le doigt index de la main un morceau de savon ordinaire ; il faut savoir que l'acide sulfurique a beaucoup d'affinité pour la soude ; or le savon est un margarate de soude ; aussitôt que le savon fond dans l'eau, si cette eau contient du sulfate de chaux, l'acide sulfurique abandonne la chaux pour s'emparer de la soude du margarate de soude et forme un sulfate de soude soluble ; l'acide margarique, devenu libre, s'empare de la chaux et forme un margarate de chaux insoluble qui se présente sous forme de flocons qui restent en suspension dans l'eau. Quand l'eau prend une couleur opaline (gris perle) par la dissolution du savon, c'est quelle ne contient pas de sulfate de chaux d'une manière sensible.

Traitée par l'oxalate d'ammoniaque, elle s'est légèrement troublée, ce qui annonce la présence d'un peu de chaux, mais très peu.

Les nitrates et muriates de baryte ont été sans action sur elle : alors point d'acide sulfurique.

La dissolution de nitrate d'argent l'a un peu troublée : ce qui décèle un peu d'acide muriatique.

Mélangée avec une décoction de noix de galle, elle n'est point devenue noire : ce qui prouvait l'absence de sels de fer.

Traitée par l'ammoniaque, elle n'a point pris la couleur bleue : ce qui prouve l'absence de sels de cuivre.

Nos conclusions ont été que cette eau de source n'est ni acide, ni alcaline ; quelle ne contient que très peu de carbonate et d'hydrochlorate de chaux, mais ni sulfate de chaux, ni sels de fer, ni sels de cuivre ; quelle est très douce, très pure et peut non-seulement être employée aux préparations et confections des draps, mais encore comme eau potable aux divers besoins culinaires.

B. — *Sources de la* Fontaine du Sud *ou du* Sur, *ainsi nommée sans doute parce que de vieux sureaux existent au lieu d'où les sources jaillissent.*

Elles sont au nombre de trois et forment à leur sortie de terre, en se réunissant, une grande nappe d'eau très limpide qui sert d'abreuvoir pour les chevaux et de lavoir public, puis se rend par un canal derrière un grand nombre d'établissements, sert au lavage des laines, aux teintures; va faire mouvoir des machines hydrauliques, tout en se confondant avec d'autres eaux de sources qui vont former le canal dit de la Rigole.

Par l'analyse, cette eau de la fontaine du Sur a donné à peu près le même résultat que la source *A*. Seulement l'oxalate d'ammoniaque y a décélé la présence d'un peu plus de sels de chaux, et elle fait un peu moins bien l'eau de savon.

C. — *Sources du clos de M. Eugène Sevaistre, dites* Sources du Glayeul, *sans doute parce que le lieu d'où elles surgissent est rempli d'une espèce d'iris appelé glayeul des marais.*

Elles sont au nombre de sept et, après quelques irrigations, vont se joindre à d'autres sources et contribuer à former le canal dit de la Rigole. Les eaux de ce canal servent encore au lavage des laines et aux teintures, puis, après avoir fait mouvoir des usines, vont se perdre dans la rivière de Seine.

Traitées par les réactifs mentionnés plus haut, elles n'ont décélé que la présence de l'hydrochlorate de chaux, mais très faiblement.

D. — *Eaux des puits artésiens.*

Les eaux des puits artésiens de MM. Lambert, Prieur-Quesné et autres ont été analysées.

Elles ont décélé, comme les eaux *A B C*, la présence de l'hydrochlorate de chaux. Traitées par le muriate de baryte, elles ont montré la présence du sulfate de chaux, mais tout cela en si minime quantité, qu'elles peuvent être considérées comme très pures et propres aux usages domestiques; elles sortent de sous terre à la température de 15° + 0.

E. — *Eaux de puits et de pompes.*

Ces eaux sont pour la plupart séléniteuses, et les réactifs les troublent d'une manière très marquée ; elles contiennent beaucoup de sulfate et d'hydrochlorate de chaux et sont, par conséquent, impropres aux usages domestiques ; elles font mal l'eau de savon, sont dures, de mauvaise digestion, impropres à la cuisson des légumes.

Des sources assez nombreuses se trouvent encore dans diverses propriétés de la rue de la Rigole ; leur présence et celle du canal de ce dernier nom donnent à ce quartier, dont les maisons sont pour la plupart plus basses que le sol, une certaine humidité habituelle ; des brouillards qui, se joignant aux brouillards dont la Seine couvre la ville assez fréquemment l'hiver, augmentent encore cette mauvaise disposition des lieux, qui laisse à désirer sous le rapport hygiénique, et le médecin doit en tenir compte dans le traitement des maladies qui s'y développent.

CHAPITRE IV

LA VILLE AU POINT DE VUE HYGIÉNIQUE

Elbeuf, vu de loin, ressemble assez à une cité asiatique présentant de nombreux minarets ; cet effet est dû aux fortes et hautes cheminées des pompes à feu qui servent à faire mouvoir les usines dans la ville. Ces usines rejettent l'eau quelles ont puisée dans la terre ; il se forme un courant limpide que viennent grossir les eaux des puits artésiens pour se rendre dans des bouches absorbantes pratiquées le long des rues, enlevant les détritus dont la présence serait nuisible ; cela contribue à la salubrité.

La ville est traversée par deux rues principales assez larges, qui se coupent à angles droits, formant une place au lieu de leur section ; leurs extrémités correspondent aux quatre points cardinaux, ce qui permet la circulation de l'air.

Les administrations qui se sont succédé depuis un grand nombre d'années ont avec un zèle soutenu pris toutes les mesures nécessaires à l'assainissement de la cité ; elle a été transformée, elle a augmenté d'étendue et ses nouvelles rues ont été bâties convenablement; mais, outre cela, l'administration a fait abattre de pauvres et insalubres maisons dans des quartiers populeux pour ouvrir de larges et belles rues qui ont été peuplées de belles habitations. Telles sont les rues de Paris, Henry et adjacentes depuis peu d'années.

Un comité de salubrité, sous l'administration de M. le maire Mathieu Bourdon, avait été institué. J'en faisais partie avec quelques-uns de mes collègues. Nous inspectâmes les rues, ruelles, maisons, cours dont nous supposions l'état peu convenable ; je fus chargé de faire un rapport que je lus dans une réunion présidée par M. le maire; je mentionnai l'état des cours, des ruelles, notamment dans les rues Méleuse, Saint-Jean, de la Rigole, l'état des habitations, le défaut de pavage et d'écoulement des eaux de pluies et ménagères, etc., etc.

Une ordonnance municipale obligea immédiatement les propriétaires des cours mises à l'index d'avoir à faire les réparations nécessaires aux maisons pour les rendre habitables, faire relever le pavage des ruelles et donner une pente pour l'écoulement des eaux ; les maisons dont la disposition ne permettait pas qu'elles puissent servir au logement des ouvriers furent interdites.

Les eaux des cours se rendirent donc au ruisseau principal des rues, conjointement avec les eaux des pompes à feu et des puits artésiens ; mais, à des heures données, on ouvrait une vanne au grand courant d'eau fourni par les sources du Sud, et qui venait faire mouvoir le moulin de Saint-Etienne, et cette masse d'eau, en se rendant par les rues Royale et Saint-Jean jusqu'à la rivière, entraînait celles dont nous avons parlé plus haut. C'était un progrès ; mais, plus tard, une plus grande amélioration eut lieu.

En 1858, les principales rues d'Elbeuf furent pavées en dos d'âne, avec ruisseaux sur les côtés. Sous l'administration de M. Buée, maire d'Elbeuf, avec l'appui du conseil municipal et celui de M. le préfet de la Seine-Inférieure Ernest Leroy, des canaux souterrains furent construits sous les rues les plus importantes, en sorte que d'abord les eaux sauvages qui, dans les temps de pluies, orages ou fontes de neige, venaient embarrasser les rues par des vases, gallets et même des branches d'arbres venant des forêts voisines, furent absorbées et portées à la rivière de Seine ; ensuite les eaux pluviales, celles des cours et détritus divers, absorbées par des bouches pratiquées à cet effet, se répandirent dans le grand canal commun, qui les porta jusqu'à la Seine.

La ville avait adopté la construction de trottoirs contre lesquels des bouches absorbantes furent pratiquées.

La ville, comme je l'ai dit, présente un plan incliné qui permet l'écoulement des eaux pluviales.

Les travaux que je viens de mentionner facilitèrent l'écoulement des eaux de fontaines, des puits artésiens, des eaux ménagères et de tous les détritus insalubres; par ces moyens, la ville fut mise dans les conditions de salubrité que les lois hygiéniques pouvaient réclamer.

Sans doute de nombreuses améliorations seront apportées à l'état dans lequel se trouvent encore certains quartiers. Dans la rue Méleuse, par exemple, où se voit l'hôpital, on devra toujours regretter que cet établissement ait été construit par nos ancêtres au milieu de maisons qui semblent devoir pendant longtemps encore loger la classe la moins fortunée de la ville, dans une rue étroite, au pied d'une colline et dans les conditions les moins propres au renouvellement de l'air, renouvellement si précieux pour les malades et les convalescents.

Avec les améliorations dont elle jouit, la ville est déjà remarquable, comme chef-lieu de canton, par trois églises, dont deux anciennes recommandables par leur architecture; le château du prince de Lambesc, le nouvel Hôtel-de-Ville, et la grande place, le cercle des commerçants, les grandes rues nouvelles, la place du Calvaire, d'où partent en formant une étoile des rues larges, longues, édifiées de maisons de maîtres de belle apparence; beaucoup de bâtiments de fabrique construits sur de grandes proportions et présentant leurs hautes cheminées de pompes à feu qui, avec les établissements de teintureries posés sur les bords de la rivière, exhalent des nuages de fumée; trois ponts, dont deux tubulaires très beaux et un de fil de fer, qui relient la ville à la presqu'île de Saint-Aubin; tout cela lui donne quelque chose de grandiose, un air d'opulence et de prospérité; elle peut être considérée comme une des principales villes manufacturières de France.

La population est de 21,000 âmes; il faut y ajouter 15 à 20,000 ouvriers qui viennent des communes voisines pour aider à la confection des draps qui s'y fabriquent chaque année, les voyageurs de toute qualité, acheteurs et vendeurs de produits nécessaires pour la fabrication des draps, les pourvoyeurs des halles et marchés, etc., etc.; le mouvement de la population dans les rues est vraiment extraordinaire.

Il n'y a pas en France de ville où le travail soit plus en honneur; on ne sait pas ici ce que c'est que l'oisiveté, et les femmes elles-mêmes sont devenues depuis longtemps de précieux auxiliaires de leurs maris; de la sobriété, des mœurs sont encore le caractère distinctif de la population; car on ne peut attribuer qu'à l'effervescence de la jeunesse et aux rapports fréquents entre les jeunes sujets dans la classe ouvrière le relâchement qu'on y remarque quelquefois, relâchement au surplus qui lui est commun avec toutes les villes manufacturières.

Un ancien médecin de Caen, Le Pecq-de-la-Clôture, disait en 1775, dans ses *Observations sur la contrée du Roumois* : « Tous les habitants d'Elbeuf, pour ainsi dire, se livrent à » la fabrication des draps; ils sont fort intelligents dans » le commerce et n'ont entre eux qu'une sorte de rivalité, » celle de mieux faire; ils sont honnêtes jusque dans leurs » mœurs, généreux avec les étrangers, économes dans leur » intérieur; les femmes y partagent ordinairement les soins » de la fabrique; on en a vu veiller seules sur des cen- » taines d'ouvriers; l'union dans les familles, la fidélité » parmi les époux, la tendresse des pères, le respect filial » et l'intimité domestique sont des qualités qui semblent » réservées à cette ville heureuse. »

Ce tableau est encore vrai aujourd'hui. J'y ajouterai seulement que les habitants, en général, semblent vouloir justifier ce que l'on a dit de la sagesse et du positif des populations du Nord, en opposition avec l'exaltation méridionale; s'ils déploient, par exemple, un luxe commandé par l'accroissement des fortunes, il est toujours modéré et n'entraîne presque jamais de fâcheuses conséquences; les pères se préoccupent de bonne heure de faire donner de l'éducation à leurs enfants et de les mettre à même de leur succéder dans la profession industrielle où ils ont acquis un nom honorable, et pour quelques uns depuis plusieurs générations. Que l'on fasse un appel à la bienfaisance, et la population y répond avec empressement : il y a de la tête et du cœur dans cette population. Voilà pour l'aperçu moral; voyons à un autre point de vue.

Il faut savoir que les denrées que l'on consomme dans la ville sont de bonne qualité; les excellents blés, les cidres de la plaine du Neubourg y abondent, la viande de boucherie est irréprochable, les poissons y sont frais, ainsi que les légumes et les fruits; les vins que le commerce y envoie sont de plusieurs qualités, les inférieures sont encore telles, quelles peuvent être employées sans danger; mais il n'en est pas de même des alcools qui sont absorbés en grande quantité par les ouvriers; ces alcools, souvent de qualité défectueuse, occasionnent à ceux qui en font un usage immodéré des maladies graves, des inflammations chroniques des organes digestifs, l'affaiblissement des facultés intellectuelles, les tremblements nerveux, le *delirium tremens*, le penchant au suicide et enfin la folie; mais tout cela est le partage des malheureux adonnés à la boisson d'une manière continue.

Il ne paraîtra pas étonnant, d'après ce que nous venons de voir de la situation de la ville, entourée de forêts et présentant un plan légèrement incliné exposé au nord, de la propreté des rues bien aérées, de la salubrité des denrées de consommation, des habitudes de tempérance et des mœurs de presque toutes les classes d'habitants, que la constitution physique des Elbeuviens soit généralement bonne; en effet, nous ne voyons pas ici de ces maladies qui d'une manière endémique annoncent la dégénérescence de l'espèce, comme les scrofules, le rachitisme, le scorbut, peu ou point de phthisies pulmonaires comme à Londres, point de fièvres intermittentes comme dans les pays marécageux, point de crétinisme ni de goître d'une manière marquée. Un de mes honorables confrères, médecin à Rouen, dans un Mémoire qu'il a déposé sur le bureau des membres de l'Association normande, qui a siégé à Elbeuf, le 11 Juillet 1863, sous la présidence de M. Mathieu Bourdon, ancien maire, dit qu'il y a beaucoup de goîtreux et de crétins dans le canton d'Elbeuf, surtout dans les communes qui se trouvent le long de la rivière de Seine, telles que Cléon, Tourville-la-Nasse, Sotteville-sous-le-Val, Freneuse et Saint-Aubin-Jouxte-Boulleng; il dit que c'est la nature du sol qui en est cause, qu'il y a des terres à goître et à crétinisme.

J'ai le même jour présenté un mémoire dans lequel je dis que ceux qui ont fait les inspections dans les susdites communes ont dans leur rapport au docteur Vingtrinier exagéré un peu le nombre des goîtreux dans le canton. Depuis 1815, à mon retour de la campagne de Russie, jusqu'en 1863, c'est-à-dire quarante-huit ans, j'ai maintes et maintes fois parcouru les villages des communes sus-mentionnées pour y visiter des malades; j'y ai remarqué, en effet, quelques goîtreux et quelques crétins, mais en très petit nombre; quelques femmes seulement m'ont présenté des goîtres, des engorgements de la glande thyroïde du col, ou grosse gorge, sans être en même temps atteintes de crétinisme. J'ai vu dans la commune de Cléon, deux jeunes frères crétins dans la même maison, habitation basse, humide, privée de lumière et située sur le bord de la rivière. J'ai vu quelques goîtres dans les communes de Sotteville-sous-le-Val, Freneuse et Saint-Aubin-Jouxte-Boulleng, vers le hameau dit de la Côte; mais, je le répète, j'en ai vu si peu pendant ma longue carrière médicale, que vraiment on ne peut déclarer que le goître et le crétinisme sont des maladies endémiques au canton d'Elbeuf.

Dans la ville, c'est tout au plus si j'en ai vu deux ou trois depuis de longues années. Il est certain que dans les villes ou villages de France situés sur le bord des rivières, avec cette coïncidence de la présence de rochers dénudés, exposés au soleil du midi et contre les maisons des habitants, comme à Freneuse, Saint-Aubin, surtout si l'air échauffé dans l'été y circule mal vu la présence de nombreuses plantations d'arbres, oui on peut assurer que l'on y trouvera quelques cas de goîtreux, mais pas comme dans les Cévennes, les Vosgés, où l'affection est véritablement endémique.

On n'y trouve point non plus de ces maladies que l'on a attribuées à la manipulation de la laine. M. Le Pec-de-la-Clôture, devenu médecin de l'hospice de Rouen, a dit avoir vu des furoncles gangreneux, des pustules malignes attaquer les choisisseurs de laines et ceux qui manient les peaux de moutons morts, comme chez ceux qui manient les peaux de bœufs; mais, pendant mon long service, je n'ai vu que quelques cas de pustules malignes, et encore chez des sujets étrangers à la manipulation de la laine.

Dans les diverses catégories des ouvriers, on peut remarquer certaines affections qui tiennent au genre d'occupations auxquelles ils se livrent; mais, dans les fabriques autres que celles des draps, on retrouvera des accidents analogues.

Les laveurs de laines, par exemple, qui sont toujours dans l'humidité, subissent les conséquences de cette situation prolongée; s'ils sont affectés d'œdèmes aux extrémités inférieures, s'ils ont des ulcères variqueux atoniques, nous sommes obligés de leur faire suspendre leurs travaux; ils sont plus adonnés que les autres ouvriers à l'usage des liqueurs fortes, ce qui produit chez eux des apoplexies, des paralysies.

Les tisseurs ou tisserands sont généralement un peu émaciés par le rude tissage des draps lisses, surtout lorsqu'ils ont commencé le métier de bonne heure; ceux qui sont hémophthisiques, qui ont des crachements de sang, ceux qui sont affectés d'hypertrophie du cœur, ceux qui ont de l'emphysème pulmonaire, qui sont asthmatiques, sont obligés de discontinuer leurs travaux.

Les tondeurs à la mécanique, plongés dans une atmosphère chargée des molécules de laine que les métiers font voler dans l'air, sont souvent affectés de toux sèche; s'ils sont faibles et prédisposés aux affections catarrhales pulmonaires, la toux peut alors être suivie d'hémopthisie ou crachement de sang. Nous avons été obligés dans le cours de notre carrière médicale d'interdire ce travail à certains individus.

Parmi les employés de l'autre sexe, on ne voit guère que les épinceteuses et les rentrayeuses ; chez les premières seules on a pu remarquer des accidents dus à cette profession. Souvent elles sont réunies en grand nombre dans un atelier, et dans l'hiver surtout, l'air venant à leur manquer d'une part, tandis que, d'un autre côté, elles apportent avec elles chacune une provision de braise allumée pour se chauffer, elles se trouvent ainsi dans de mauvaises conditions hygiéniques ; il en résulte que celles qui sont d'une faible constitution, celles qui sont disposées à la phthisie pulmonaire voient les accidents qu'elles éprouvent s'aggraver par cette raison qu'elles font constamment voler de dessus les draps, à l'aide d'une écouvette, une poussière chargée d'atômes de laine quelles respirent largement ; il a fallu prescrire à quelques-unes l'abstention de leur métier.

Pour les enfants, la loi du 22 mars 1841 a réglementé l'âge où ils devaient travailler et les heures de travail ; déja à cette époque on n'employait dans les filatures que les enfants de douze à seize ans ; ils ne pouvaient travailler que douze heures avec des relais, jamais la nuit, ni les fêtes et dimanches.

J'ai été longtemps inspecteur du travail des enfants dans les manufactures ; j'ai remarqué que la loi n'était pas toujours suivie dans toute sa teneur, mais elle a produit cependant de bons résultats. La loi devait être affichée dans les ateliers ; les enfants devaient se rendre, à certaines heures de la journée, aux écoles gratuites ; on avait interdit l'entrée des mauvais livres ainsi que des liqueurs fortes dans les ateliers : voilà pour combattre l'abâtardissement de l'espèce ; la loi prescrivait de placer des boucliers, des armures (espèces de carapaces) sur les machines dont le contact aurait pu être dangereux pour les ouvriers : voilà pour la conservation et empêcher les mutilations.

Les enfants arrivés à l'âge mur succèdent à leurs parents dans les forts travaux ; les générations se succèdent et les ouvriers élèvent leurs familles dans une aisance assez marquée, grâce à un travail assidu et rémunérateur ; en général, la classe ouvrière n'est pas indigente, et la misère ne vient saisir que ceux qui n'ont pas l'amour du travail et qui se jettent dans l'inconduite. La plupart ont de petites propriétés à la campagne, leurs besoins sont satisfaits ; les dimanches, pendant une grande partie de l'année, ils vont dans les fêtes villageoises qui se succèdent respirer un air pur qui leur fait défaut quelquefois dans leurs ateliers ou dans les logements qu'ils habitent ; ils se nourrissent bien et ne présentent point ces figures hâves et pâles que l'on voit assez souvent aux ouvriers des filatures près Rouen ; les excellents blés de la plaine du Neubourg, les bons cidres qu'ils absorbent contribuent sans doute à leur donner bon visage.

Ainsi donc la population est saine et forte, elle travaille avec ardeur, elle donne l'image d'une ruche, et le premier consul Bonaparte, quand il est venu en 1802, accompagné de son ministre Chaptal et escorté de mamelucks, visiter les fabriques d'Elbeuf, frappé de la prodigieuse activité de ces nombreux ouvriers, a donné cette qualification à la ville.

On vit vieux généralement à Elbeuf. MM. Duparc et Henry, médecins distingués, que recommandaient une instruction solide, un rare talent d'observation, ont l'un et l'autre, après avoir successivement exercé la médecine pendant cinquante ans, affirmé qu'ils avaient compté beaucoup d'octogénaires, de nonagénaires même pendant le cours de leur pratique; M. Henry m'a dit avoir vu un centenaire (le sieur Duboc) quitter la ville pour aller mourir à cent un ans dans la vallée de Pasquey.

Pour moi, pendant cinquante-cinq ans que j'ai donné des soins aux habitants du canton, j'y ai compté beaucoup de nonagénaires. Dans la famille Lenoble, par exemple, trois des sœurs de M. Labbé sont arrivées à quatre-vingt-douze, quatre-vingt-quatorze, quatre-vingt-seize ans ; un rentier, M. Hayet, rue de la Barrière, à quatre-vingt-dix-sept ans. J'y ai connu bien des octogénaires. Dans ce moment encore, M. Constant Delalande père, M. Victor Delarue, M. Mahiers, fils d'un ancien dragon du prince de Lambesc, ont bien plus de quatre-vingts ans. M. Mahiers a actuellement quatre-vingt-huit ans, Victor Delarue quatre-vingt-six, Jean-Pierre Hazet quatre-vingt-deux, M. Delalande quatre-vingt-cinq ans; nous avons connu Mme Grébauval, femme d'un ancien peintre en bâtiments, domiciliée rue Méleuse, qui a vécu jusqu'à quatre-vingt-dix-huit ans; nous avons vu Mme Saint-Amand vivre cent-deux ans, ainsi que le nommé Duchat, jardinier de M. de Bossieu, à Saint-Aubin, qui a vécu le même espace de temps.

CHAPITRE V

MALADIES ORDINAIRES

Nous avons dit que la ville présentait un plan incliné au nord, à l'ouest et un peu à l'est. Lorsque les vents arrivent de ces divers côtés et que, très froids, ils succèdent brusquement à une température chaude, il y a là production de maladies; ce sont les variations dans la température qui les occasionnent le plus ordinairement.

Je suis obligé de me répéter au sujet des courants aériens, parce qu'ils sont la cause des maladies ordinaires.

Hyppocrate l'a dit depuis longtemps en parlant des constitutions atmosphériques et des vents : « *Aquiloniæ quidem* » *corpora compingunt et robusta, et facile mobilia et bene* » *colorata et melius audientia faciunt, alvos etiam siccunt et* » *oculos mordent, et dolorem circa thoracem, si quis preexistat,* » *majorem faciunt.* » (Sectio III, v. 17).

Le vent de nord augmente donc le ton, l'agilité, mais il irrite les yeux et produit des douleurs de poitrine; il les augmente chez ceux qui en avaient déjà.

Ainsi, lorsqu'après quelques journées chaudes, un vent du nord intense et continu vient arrêter la transpiration insensible, le sang est refoulé vers les organes internes, surtout vers ceux qui en sont habituellement pénétrés, et y détermine des congestions, des inflammations qui deviennent plus ou moins graves, suivant que les sujets atteints y sont plus ou moins prédisposés; de là des irritations ou fluxions de poitrine, des angines ou maux de gorge, des pleurésies, des douleurs rhumatismales, des névralgies.

Le vent du nord donne une vitalité à la peau qui explique

encore la fréquence des maladies cutanées : les scarlatines, les rougeoles que l'on voit assez souvent, la petite vérole même, qui malgré le soin que l'on prend de vacciner, fait de temps en temps une apparition.

Ces diverses maladies ont une tendance à devenir inflammatoires d'une manière marquée. M. Le Pec-de-la-Clôture, qui a écrit sur les maladies de la Normandie, en avait fait la remarque. Je l'ai observé moi-même, et j'ai vu qu'elles se terminaient ordinairement, en un ou deux septenaires (une ou deux semaines), par des sueurs critiques ou des urines sédimenteuses le plus ordinairement.

Les vents d'est produisent les mêmes effets, mais d'une manière moins accusée. Ils viennent de Pont-de-l'Arche et de la vallée d'Andelle, en suivant le cours de la Seine et, après avoir traversé les plaines sablonneuses de Criquebœuf et de Martot, ils traversent les prairies et hameaux de Caudebec, la Halline et Griolet ; dans ces dernières localités, que la rivière d'Oison parcourt et inonde quelquelois, ils s'imprègnent d'effluves marécageuses et ne sont pas à l'abri de tout reproche sous le rapport de la salubrité; il est certain que les hameaux de Caudebec, et Caudebec lui-même, sont tourmentés quelquefois de fièvres muqueuses qui prennent la nuance de fièvre typhoïdes, et d'une manière épidémique, et que ces fièvres coïncident avec l'état marécageux produit par le débordement de la rivière d'Oison.

Le vent d'ouest, que nous nommons ici vent de mer, parce qu'il vient de l'embouchure de la Seine et parcourt la vallée depuis le Havre, vent froid et humide qui se fait sentir une partie de l'hiver, a des conséquences plus graves que les précédents. S'il succède à une température élevée, il arrête la perspiration pulmonaire, il arrête les excrétions des membranes muqueuses, et alors surviennent les ophtalmies ou inflammations des yeux, les coryzas ou rhumes de cerveau, des angines ou maux de gorge, mais surtout des catharres pulmonaires ou bronchites, vulgairement appelés rhumes, des diarrhées ou irritation d'intestins.

Moins sec que le vent de nord, il produit les affections catarrhales, les fièvres muqueuses qui ont une tendance à se prolonger, si le vent frais humide persiste, fièvres qui peuvent devenir typhoïdes si les sujets atteints sont déjà épuisés par de pénibles travaux, un mauvais régime ou une habitation malsaine; ce vent produit aussi des grippes épidémiquement; maladie catarrhale qui affecte les muqueuses en général, mais particulièrement celles de la gorge et de la poitrine et qui se complique d'une irritation nerveuse qu'il faut bien prendre en considération.

Jettons un coup d'œil sur les maladies ordinaires.

LES FIÈVRES

Elles peuvent toutes se présenter, mais les plus communes sont les inflammatoires et les muqueuses.

Fièvres inflammatoires. — Elles se montrent avec une certaine acuité. Traitées suivant les règles de l'art, elles se terminent ordinairement par des sueurs critiques après un septenaire, quelquefois plus tôt. Il ne faut pas craindre ici les saignées et les sangsues pour les combattre, surtout chez les jeunes hommes d'un tempérammment sanguin.

Fièvres muqueuses. — Ces fièvres ont généralement plus de durée, comme je l'ai déjà dit, et, si la température reste froide et humide, elles peuvent dégénérer en fièvres typhoïdes. Il faut bien considérer alors quelles sont les manbranes muqueuses qui sont le plus affectées, afin de diriger le traitement le plus actif vers la tête, la poitrine ou les intestins, suivant l'urgence, entourer le maladé des soins hygiéniques les mieux combinés pour empêcher, s'il est possible, la complication typhoïque.

Fièvres bilieuses ou gastriques. — Je n'ai rien à signaler au sujet des fièvres bilieuses ou gastriques; je dirai seulement qu'elles ont aussi, dans les temps chauds, une tendance à devenir aiguës, inflammatoires, mais moins de tendance à devenir typhoïdes que les fièvres muqueuses, et quelles se terminent le plus ordinairement par des crises heureuses, par des évacuations bilieuses, ou des urines sédimenteuses, ou des sueurs abondantes, après un ou deux septenaires, à moins de complications comme, par exemple, des éruptions, des miliaires d'un mauvais caractère qui viennent compliquer et quelquefois terminer la maladie d'une manière fâcheuse. Je veux noter ici que lorsque la miliaire paraît, il ne faut pas la favoriser par des échauffants ni externes ni internes; ce procédé, employé autrefois, est regardé aujourd'hui comme pernicieux.

Phlegmasie des menbranes muqueuses. — Les ophtalmies ou inflammation des muqueuses des yeux, les catharres pulmonaires ou rhumes, appelés encore bronchites, se voient assez souvent, mais ils passent rarement à un état de chronicité; nous voyons peu de ces paupières rouges, éraillées que l'on rencontre dans les pays marécageux où vivent beaucoup de scrofuleux; nous voyons peu aussi de ces gens affectés de toux chroniques qui annoncent des constitutions lymphatiques et dégénérées.

Les coryzas, ou rhumes de cerveau, se terminent en peu de temps; j'en ai vu plusieurs prendre le caractère de l'ozène ou catarrhe portant mauvaise odeur, être rebelles aux traitements les mieux appropriés et durer une ou deux années. Les injections par les narines avec les eaux sulfureuses mitigées avec du lait, employées tièdes, ont produit de bons résultats; les eaux de Barrèges ou d'Enghien, aidées de purgatifs répétés, ont été bienfaisantes.

Deux fois par jour, un peu de chlorure de chaux dans de l'eau, en injection, contribue à enlever la mauvaise odeur.

Les angines, ou maux de gorge, se terminent en peu de temps, souvent par des sueurs critiques, quelquefois par des abcès. J'ai été obligé de faire l'ouverture de ces derniers quand l'aboutissement se faisait trop attendre.

Observation. — Le sieur Zacharie Hédouin, cultivateur au hameau de Fourneaux, à Saint-Aubin, âgé de quatre-vingts ans, fut pris le 15 octobre 1828 d'une angine pharyngée très intense; on mit du retard à appeler le médecin. A mon arrivée, le troisième jour de la maladie, je trouvai les membranes du pharynx très gonflées, très rouges, la face vultueuse, le pouls plein et fort, la déglutition impossible; j'ordonnai des sangsues, un régime antiphlogistique, des bains de pieds irritants, des lavements laxatifs; ces moyens n'apportèrent aucun soulagement; les gargarismes adoucissants furent continués jusqu'au septième jour; j'examinai de nouveau l'arrière-bouche avec attention ; j'y vis derrière le voile du palais une tumeur qu'avec le doigt indicateur je reconnus être un abcès bien formé dont la présence faisait suffoquer le malade en l'empêchant de respirer. Je plongeai dans cette tumeur un bistouri à lame longue et étroite ; j'y fis une incision verticale qui donna issue à une grande quantité de pus blanc, jaunâtre, très fétide ; j'ordonnai des gargarismes résolutifs froids, et en peu de jours ce vieillard, qui avait été toute sa vie sain et vert, fut parfaitement rétabli.

Les diarrées, ou catarrhe intestinal, sont assez communes en automne. Tous mes confrères ont remarqué comme moi que lorsqu'à cette époque une journée chaude a été suivie de froid, que le vent du nord ou d'est s'est élevé le soir, un grand nombre d'individus ont été pris de coliques et de déjections abondantes, en un mot, de l'affection connue sous le nom de diarrhée ; peut-être l'usage immodéré des fruits que donne cette saison et, d'une autre part, la négligence à se vêtir de manière à n'être pas influencé par le changement de la température en sont-ils les principales causes.

Quoi qu'il en soit, après avoir parcouru dans l'espace de huit à dix jours, et quelquefois moins, leurs état d'augment, status et decrementum, ces maladies se terminent assez ordinairement avec l'emploi de quelques boissons émollientes, quelques lavements avec eau d'amidon, de l'eau de riz quelquefois, un peu laudanisés, quelques gouttes de laudanum dans un lavement avec de l'eau d'amidon.

Leucorrhées ou pertes blanches. — Il n'en est pas de même des leucorrhées. Un grand nombre de femmes et de jeunes filles, réunies dans les ateliers pour les divers apprêts de perfectionnement des draps, emploient ou la braise ou la cendre chaude pour se tenir les pieds à l'abri de l'humidité, et restent des heures entières dans une immobilité presque complète ; souvent vêtues légèrement, elles sont frappées par le froid lorsqu'elles sortent de leurs fabriques, et ce changement brusque dans la température des membres abdominaux produit l'affection que je mentionne. L'art ne l'empêche pas toujours de passer à l'état de chronicité, et les malades affectées de cette maladie voient souvent, ainsi que le médecin, leur patience mise pendant longtemps à de rudes épreuves, quel que soit le talent de ce dernier. Quand l'affection est aiguë : demi-bains émollients, injections d'eau de guimauve ou autres adoucissants, lavements de même nature, tenir chaudement les membres abdominaux, porter des caleçons de laine. Quand l'affection est chronique, c'est-à-dire quand il y a un certain temps qu'elle dure, les moyens qui m'ont le mieux réussi sont les injections avec de l'eau de roses, à laquelle on ajoute de la poudre d'alun et du vin. Les bains de rivière dans la saison chaude, bains de siége d'un quart d'heure, le dos opposé au courant de l'eau. Quand il y a longtemps que la maladie existe, il est quelquefois prudent de ne rien faire ; un médecin devra être consulté sur l'opportunité du moyen à employer, car les causes des leucorrhées sont diverses.

Phlegmasie des membranes séreuses. — Je dirai quelques mots sur ces phlegmasies, la pleurésie et la péritonite, parce que le vent du nord les produit assez souvent dans nos contrées. Les tisserands semblent prédisposés à la première, et j'ai remarqué cette maladie plus fréquemment chez eux que chez d'autres, ce qu'il faut attribuer sans doute à l'activité qu'ils donnent aux vaisseaux de leurs poitrines par les fréquentes secousses qu'ils impriment aux parois de cette cavité en poussant leurs navettes. Les laveuses de linge, dont la moitié du corps est souvent plongée dans la rivière pendant que les membres supérieurs déploient une grande activité qui appelle encore l'afflux du sang vers la poitrine, m'en ont offert des cas assez fréquents. Il y a d'autres causes que le froid qui peuvent produire la pleurésie ; mais comme je ne fais pas un cours de médecine, je ne m'étendrai pas sur ce sujet et dirai seulement que, bien distinguée de la pleurodynie, parce que dans cette dernière affection, qui se manifeste par un point de côté, qui augmente par les mouvements d'inspiration et la pression du bout du doigt sur les muscles inspirateurs, véritable maladie rhumatismale, ce qui n'a pas lieu dans la pleurésie, je dirai que traitée rationnellement par les sangsues sur le côté, la saignée quelquefois, les cataplasmes émollients sur le point douloureux, un vésicatoire plus tard si la douleur persiste, les boissons émollientes, sont des moyens suffisants pour amener à bien cette maladie, qui se termine vers le cinquième ou septième jour par des sueurs abondantes ou des urines sédimenteuses, et quelquefois une hémorrhagie nasale chez les jeunes sujets.

La péritonite. — Je ne parlerai pas de la péritonite simple; elle se rencontre partout, et ses causes sont communes à beaucoup de phlegmasies des membranes séreuses; mais notre ville a été affligée pendant quelques années d'une maladie qui s'est montrée comme épidémique à Rouen, et que je ne puis m'empêcher de mentionner.

Je veux parler de la *péritonite puerpérale* ou des femmes en couches; c'est une phlegmasie grave, dangereuse, qui fait souvent périr le sujet qui en est affecté si la maladie n'est combattue promptement et énergiquement dès son début; peu de maladies ont autant de tendances que celle-ci à se compliquer avec les fièvres primitives et des phlegmasies de toutes espèces. Lorsqu'elle n'est pas due à une constitution particulière de l'air (cas où la cause échappe souvent à l'explication, comme lors des autres épidémies, et où le traitement dirigé par les mains les plus habiles ne produit pas toujours le résultat que l'on en devait attendre), alors elle est produite par tout ce qui peut amener les phlegmasies des membranes muqueuses et séreuses, notamment une impression brusque du froid sur les membres abdominaux, dont le résultat assez ordinaire est la suppression des lochies, l'irritation de l'utérus et du péritoine qui s'y trouvent prédisposés par l'afflux qui s'est fait pendant neuf mois vers le ventre, ainsi que par le travail récent de la parturition.

J'ai fait beaucoup d'accouchements pendant ma vie; plusieurs ont nécessité la version de l'enfant et d'autres l'application du forceps; je suis heureux de pouvoir dire que je n'ai vu que très rarement des accidents graves survenir à la suite de couches et se terminer d'une manière funeste; ne dois-je pas attribuer ce résultat à l'extrême vigilance que j'ai déployée et à la célérité avec laquelle je me suis empressé de combattre la moindre apparence d'un mal qui aurait pu s'aggraver faute de précautions? Comme je connaissais le danger de la péritonite, tous mes efforts ont constamment tendu à mettre l'accouchée dans les conditions les plus favorables pour que cette fâcheuse phlegmasie ne pût pas se développer; j'y suis parvenu en mettant une grande sévérité à faire observer les lois hygiéniques et diététiques commandées par les circonstances pendant les huit à dix jours qui suivaient l'accouchement. J'ai souvent été accusé de rigidité, mais j'ai mieux aimé encourir ce reproche que de mériter celui auquel je me serais exposé en m'abandonnant à une mollesse et à une négligence qui auraient pu avoir des suites si funestes pour tant de mères de familles; si la péritonite survenait malgré mes précautions, je déployais alors la plus grande activité pour la combattre.

Il faut que je parle ici d'un moyen que j'ai employé avec succès contre la terrible péritonite puerpérale, moyen qui m'a réussi plusieurs fois; je veux parler des frictions avec l'onguent mercuriel à haute dose, soixante grammes à la fois, répétées plusieurs jours de suite; le docteur Serres, d'Alais, département du Gard, l'a préconisé, et je ne saurais trop le recommander aux médecins qui me succèdent.

La pommade est étendue d'une épaisseur d'un millimètre sur tout le bas-ventre, et maintenue par un morceau de taffetas gommé que recouvre une pièce de flanelle et un bandage de corps; la friction doit être faite deux fois par jour; qu'on ne craigne pas la salivation : elle ne survient pas quand l'onguent mercuriel est employé à hautes doses.

Phlegmasies des tissus parenchymateux. — Je ne parlerai ici que de la pneumonie ou fluxion de poitrine, parce que je veux signaler le bon effet de son traitement par le tartre stibié.

Beaucoup de médecins ont observé que cette affection, lorsqu'elle est modérée, se guérit assez souvent par la méthode antiphlogistique : saignées légères, boissons émollientes pectorales, loocks calmants, le repos au lit, la diète, et se termine vers le cinquième ou le septième jour par des crachats abondants, ou des sueurs, ou des urines très sédimenteuses.

Lorsque l'affection est plus intense, elle guérit encore avec les saignées répétées, les sangsues sur le point de côté, s'il y a inflammation de la plèvre (pleuropneumonie), des ventouses plus ou moins scarifiées, boissons émollientes pectorales, loocks, enfin cataplasmes émollients sur le côté et surtout lavements purgatifs que je recommande beaucoup, parce qu'ils m'ont produit de bons résultats; s'il ne survient pas de sédation, vésicatoires très larges sur la poitrine. Si malgré tous ces moyens la résolution se fait attendre, si l'engouement du poumon survient, si la gêne de la respiration et la toux augmentent, il faut recourir promptement à la méthode de Rasori et Tomassini; par l'emploi de l'émétique, on en obtient souvent d'excellents effets. Je vais citer une observation qui prouvera ce que j'avance.

Observation. — Un fermier de la vallée de Pasquier-Saint-Cyr, village près d'Elbeuf, homme bien constitué, d'un tempéramment sanguin, âgé de soixante-deux ans, fut pris d'une fluxion de poitrine au mois de février 1830. Le médecin de Daubeuf, commune voisine, M. Renaud, fut appelé et lui donna les soins les plus rationnels : saignées, sangsues, boissons adoucissantes pectorales, loocks furent employés; mais au bout de trois à quatre jours aucune amélioration ne se faisait apercevoir; je vins dans le village voir d'autres malades, et on me demanda de vouloir bien venir le visiter. Je le trouvai assis dans son lit, le visage coloré, violet, le pouls développé, l'oppression extrême, la toux fatiguante, les crachats peu abondants, rouillés; il avait éprouvé un point de côté prononcé vers le sein droit; la percussion de la poitrine fait entendre une matité évidente, l'auscultation de la poitrine fait entendre un râle crépitant qui dénote l'embarras des bronches, je vois de l'engouement dans le poumon du côté droit; j'envoie chercher le médecin ordinaire, il fut de mon avis sur la nature de la maladie; elle avait été bien combattue jusque-là, mais voyant que les accidents ne cédaient pas, je lui proposai l'emploi de l'émétique à haute dose; je formulai immédiatement une potion d'eau distillée 125 grammes, tartre stibié 30 centigrammes, sirop diacode 15 grammes, à prendre par cuillerées d'heure en heure; on fut au galop la chercher à Elbeuf.

Je fis mes courses dans le village et revins peu de temps après, je pus administrer la première cuillerée, qui ne fut pas gardée, mais la seconde et les suivantes furent tolérées; au bout de trois à quatre heures l'oppression diminuait, je laissai le malade aux soins de son médecin et partis, le lendemain on vint à Elbeuf de bonne heure me dire que les accidents se calmaient; je fus le visiter, et mon confrère et moi trouvâmes effectivement un mieux sensible; on continua la potion, et au bout d'un jour la résolution de l'inflammation se fit, au grand contentement de la famille et des habitants du village qui aimaient beaucoup ce bon fermier; on cria au miracle!... et comme la servante du curé de Saint-Cyr s'était trouvée depuis peu guérie d'une hydropisie ascite par l'emploi du quinquina, du bon vin, accompagné d'un bon régime, ce vénérable curé Dantan ne savait comment me témoigner sa reconnaissance pour ce qu'il appelait ma nouvelle cure; il m'adressa une lettre de remerciment très flatteuse et en même temps m'invita à dîner avec tous les curés des commuues voisines : il voulait, me disait-il, qu'ils puissent me complimenter et boire à ma santé. Je m'y rendis; ce fut un jour agréable pour moi. J'avais encore une preuve enfin du bon effet de l'émétique dans le traitement de la fluxion de poitrine. Je le recommande à mes confrères; mais il ne faut pas trop élever les doses, car alors il aurait l'inconvénient de faire développer de petites pustules gangréneuses dans la gorge et pourrait produire des accidents fâcheux. J'ai été appelé plusieurs fois pour y remédier; il fallait que les pustules se détachassent, que les plaies guérissent avec les décoctions de quinquina, et ensuite les eaux minérales sulfureuses; les cures étaient difficiles.

Rhumatismes. — Les vents du nord et d'est produisent des rhumatismes, des névralgies. Les médecins connaissent tous les moyens de combattre ces affections, mais je veux signaler que lorsque le rhumatisme présentait la nuance articulaire, que les genoux, les cou-de-pieds, les poignets se prenaient, je me suis toujours bien trouvé de les avoir traités d'abord par la méthode antiphlogistique : saignées légères chez les hommes sanguins, les sangsues réitérées sur les parties malades, les cataplasmes émollients, les boissons émollientes sudorifiques de fleurs de violette, molaine, mauve, fleurs de tilleul, réglisse verte pour édulcorer, un peu de sel de nitre, prendre par tassées avec le sirop de limon, et recourir promptement aux purgatifs salins avec addition d'émétique; insister sur ce dernier moyen. Si le mal persistait, et quelquefois la durée de cette maladie est longue chez les hommes de trente à trente-cinq ans, on se trouve très bien de l'emploi des pillules de Dupuytren composées comme suit:

R. Extrait d'aconit, 5 centigrammes.
Extrait de gayac, 25 centigrammes.

F. s. l. Deux pillules à prendre, une le matin et une le soir, continuer dix jours et se reposer quelques jours. Ne pas couvrir trop les malades sous prétexte de les faire suer: ils se trouvent toujours mieux de couvertures légères, mais qu'il n'y ait pas de courants d'air dans la chambre.

Après les purgatifs, les vésicatoires volants sont très efficaces pour combattre les douleurs, surtout si l'on saupoudre les plaies d'hydrochlorate de morphine, un demi-grain ou un grain, si le sujet est bien constitué; les rechutes sont fréquentes; après cette maladie, il ne faut pas trop tôt prendre un régime très restaurant ou s'exposer au froid.

Névralgies. — Les névralgies dentaires, temporales, sourcillières, que l'exposition au froid produit assez souvent, peuvent nécessiter l'emploi des moyens cités plus haut; mais je dois dire que lorsqu'elles prennent le caractère intermittent, l'emploi du sulfate de quinine est très efficace. Le docteur Henry, qui avait une longue expérience, me l'avait recommandé dans ce cas, et j'en ai toujours obtenu de bons résultats; les sangsues, les cataplasmes émollients sur les parties douloureuses, produisent de bons effets, ainsi que l'acétate de morphine par la méthode sous épidermique, comme si l'on vaccinait. Les vésicatoires volants sur le trajet du nerf malade m'ont réussi même contre les névralgies sciatiques, dites gouttes sciatiques, mais dans ce cas, il faut que le vésicatoire soit très large, 20 à 25 centimètres de diamètre au moins, par ce moyen la douleur a disparu quelquefois après quelques heures. Si la douleur descend, il faut la poursuivre jusqu'au pied en dehors avec des vésicatoires.

Phlegmasies de la peau. — Les vents froids du septentrion nord et est produisent encore ici des irritations de la peau, des rougeoles, scarlatines, petites véroles, etc... Je ne veux que les mentionner, car je devrai m'en occuper lorsque je parlerai des épidémies que j'ai observées.

Hémorrhagies pulmonaires. — Le vent du nord peut occasionner, s'il est persistant, une congestion sanguine sur la membrane muqueuse pulmonaire, surtout lorsque l'on marche quelque temps contre le vent; il peut en résulter une toux violente et, par suite, un crachement de sang et enfin une hémorrhagie assez abondante donnant des demi-cuvettes de sang rouge, vermeil, un peu écumeux, ce qui effraie les malades. J'ai été appelé plusieurs fois pour de pareils accidents; à moins qu'ils n'aient été le symptôme de quelque vice organique du poumon, je les ai toujours combattus assez victorieusement par les saignées du bras, les sangsues, les boissons délayantes adoucissantes, l'orgeat bu froid, les lavements purgatifs et surtout la position verticale du tronc, le silence le plus absolu et la diète.

Observation à ce sujet (écrite quand il y avait dix-huit ans déjà que je soignais une dame Taurin). — Dans ce laps de temps, elle avait eu neuf à dix accès d'hémophtisie, car cette maladie revient périodiquement chez certaines personnes.

Au mois de mars 1830, Mme Taurin, nièce des demoiselles Lenoble, dont la famille a présenté plusieurs nonagénaires, après une course qu'elle fit par la ville, et lorsque le temps était froid, le vent du nord dominant, fut prise de toux et de suffocation; on m'appela près d'elle, et quand j'arrivai je la trouvai au lit, assise; l'on me présenta une cuvette dans laquelle il y avait bien 16 onces de sang (500 grammes) qu'elle avait expectoré en toussant: c'était un nouvel accès d'hémophtisie semblable à ceux pour lesquels elle avait reçu mes soins précédemment.

Cette dame était plutôt lymphatique que sanguine; elle avait alors quarante-cinq ans; elle était encore réglée et n'éprouvait point habituellement d'autres maladies; mais, tous les deux ou trois ans, elle éprouvait une hémorrhagie pulmonaire. L'accès avait commencé le 24 mars, le matin; elle eut encore une expectoration abondante le 25, ce fut la dernière; le crachement de sang continua plusieurs jours, mais finit par des crachats rouillés. J'avais suivi le même traitement que j'avais employé les années précédentes; d'abord, le 24, une saignée du bras, quoique la malade fût pâle, mais le pouls était soutenu à quatre-vingt-cinq pulsations à la minute : c'était une hémorrhagie active; j'annonçai qu'il y aurait probablement d'autres expectorations abondantes et, en effet, le 25, il y eut une expectoration aussi abondante que la veille; l'oppression diminua, mais les crachats sanguinolents devinrent abondants; je posai moi-même douze sangsues sur la poitrine; j'avais ordonné dès la veille qu'elle gardât la position assise dans le lit, qu'elle observât le plus grand silence, que l'appartement de la malade fût aéré, maintenu à une température peu élevée, que peu de personnes stagnassent auprès d'elle, la diète, des lavements purgatifs assez actifs comme révulsifs de l'irritation pulmonaire; pour boissons eau et sirop d'orgeat à froid, tisanes émollientes adoucissantes de jujubes, fleurs de mauve et de violette, loock blanc ordinaire par cuillerées, les potions à l'eau de roses et sirop de grande consoude, un peu de bouillon de veau à froid; par ces moyens nous arrivions toujours, après huit à dix jours, à un bon résultat; lorsque la fluxion sanguine sur la muqueuse pulmonaire persistait malgré ces premiers moyens, dans d'autres précédents accès chez cette dame, j'appliquais des vésicatoires aux cuisses, et le crachement de sang et l'irritation de la muqueuse diminuaient sensiblement (1); après

(1) Je dois mentionner ici, au sujet de ces vésicatoires, un précepte que j'ai toujours pris en grande considération. Hippocrate dit dans un de ses aphorismes :

Duobus doloribus simul obortis,
Vehementior alterum obscurat.

Ainsi, de deux irritations existant en même temps, la plus forte enlève l'autre.

Cela explique que les sinapismes aux pieds, les vésicatoires aux

quoi un cautère au bras était appliqué, et les forces et la santé revenaient. Je calmais le moral de la malade dès les premiers moments de chaque accès en lui répétant que Grétry, le célèbre musicien, avait vécu quatre-vingt-quatre ans quoique sujet à l'hémophtisie. Il fallait nécessairement un traitement réparateur après les pertes de sang, un bon régime alimentaire et les préparations de quinquina, le vin vieux modérément, du café avec sagesse, contribuaient à rendre les forces ; j'ai conservé cette observation et la donne ici pour indiquer que je n'employais pas l'acide sulfurique ni les astringents pour calmer les hémorrhagies pulmonaires, comme le recommandent plusieurs médecins; il m'a toujours paru que les acides augmentaient la toux. Buchan, le célèbre médecin anglais, Tissot, sont du même avis. Dans Pinel, notre grand médecin français, nous voyons que Grétry n'employait guère contre ses vomissements et crachements de sang que la position horizontale au lit, le silence absolu, la diète et l'eau de graine de lin édulcorée avec le sirop d'orgeat à froid. Je sais bien qu'il y a des cas où le médecin sera obligé d'employer quelques astringents et l'opium comme calmant ; mais Stole et Jean-Pierre Frank, celèbres praticiens, ont toujours craint le mauvais effet des acides astringents dans les hémophtisies aiguës.

CHAPITRE VI

ÉPIDÉMIES

Il est toujours bon de noter les épidémies qui se montrent le plus ordinairement dans une ville : l'expérience finit par

jambes, les purgatifs peuvent contribuer puissamment à enlever une inflammation vers la tête.

Un large vésicatoire sur le côté enlève quelquefois comme par enchantement un point de côté douloureux, un commencement de pleurésie lorsque par d'autres moyens, par de petites saignées, ou quelques sangsues sur la poitrine avant le vésicatoire, on a cherché à diminuer l'inflammation.

Un large vésicatoire sur la région sciatique enlève une goutte sciatique, etc., etc.

démontrer les moyens qui ont paru les plus efficaces pour les combattre.

1347. — Après bien des recherches, je n'ai pu remonter plus haut que 1347 pour trouver trace d'épidémies qui se soient montrées à Elbeuf. Il paraît qu'en cette année une épidémie meurtrière ravagea cette ville et ses environs : c'était une maladie éruptive (1).

1771. — Un célèbre médecin de Caen, puis médecin de l'hospice de Rouen, a écrit une suite d'observations sur les épidémies de la province de Normandie. On y voit qu'en 1771 des « fièvres éruptives accompagnées de miliaires » affectèrent la population d'Elbeuf.

» La grippe frappa vivement les habitants en 1775 ; » l'épidémie régnait en même temps à Rouen, mais elle » s'y montra plus bénigne.

» En 1776, la petite vérole fut épidémique ; elle fut suivie » d'une fièvre scarlatine qui dégénérait facilement en affec- » tion scorbutique ; il périt un grand nombre de jeunes » sujets ; ils avaient la sanie à la bouche, des taches noires, » de petits ulcères phagédéniques aux cuisses, aux jambes » et sur les mains. »

1776. — En 1776, M. Le Pecq, qui était alors médecin de l'Hôtel-Dieu de Rouen, fut encore appelé à Elbeuf pour beaucoup de fluxions de poitrine, qui lui parurent plus inflammatoires que celles qui se montrèrent à Rouen à la même époque ; ces maladies furent accompagnées d'une miliaire à base rouge, dont quelques-unes furent meurtrières.

Depuis cette époque, deux médecins distingués ont été successivement en possession de donner des soins à la population, et ont pu observer les maladies régnantes et les épidémies qui se sont manifestées, MM. Duparc et Henry ; ce dernier a eu l'obligeance de me transmettre les observations de son prédécesseur, fortifiées des siennes, bien précieuses, puisqu'une longue pratique l'a mis à même de les réitérer. Il en résulte que la santé publique a presque toujours été

(1) Les malheureuses victimes de ce fléau furent enterrées sur le penchant de la côte Saint-Haut, autour de la chapelle qui avait été construite peu de temps auparavant.

bonne à Elbeuf, mais que, de sept en sept ans à peu près, des épidémies de rougeole ou de scarlatine se sont manifestées; elles précédaient ordinairement d'une année la petite vérole, avant l'usage de la vaccination; M. Henry a vu maintes fois la coïncidence de ces deux maladies, et la petite vérole était quelquefois si meurtrière, qu'elle enlevait un enfant sur cinq.

Des affections catharrhales de toute espèce, des maladies éruptives: telles sont les affections que ce praticien habile a vues régner le plus ordinairement épidémiquement.

1815. — En 1815, j'arrivais de Pologne; l'échange des prisonniers faits pendant nos longues guerres venait de s'opérer. A peine arrivé dans ma ville natale, je la trouvai en proie à une affection bilieuse catarrhale prenant promptement le caractère typhoïque, que l'on attribua dans le temps au passage de nombreux convois de blessés que l'on dirigeait par la Seine sur les hôpitaux de Mantes, Rouen, le Havre; la maladie ne fit que de faibles ravages dans la ville; mais à la Londe, près Elbeuf, elle se montra très meurtrière.

M. le docteur Henry fut envoyé par le préfet pour examiner cette maladie et donner les conseils nécessaires. J'y fus aussi mandé par un grand nombre d'habitants, et nous eûmes le bonheur de voir en peu de temps nos soins courronnés de quelque succès; la maladie cessa d'être aussi désastreuse.

La Londe est un village situé sur les hautes terres, et cependant il est très marécageux. Les habitants, comme ceux de beaucoup de communes, logent dans des maisons basses, humides et mal orientées, où les soins de la propreté sont négligés et où des égouts fangeux existent souvent devant les portes. Nous donnâmes nos premiers soins à corriger autant que possible ce que ces choses avaient d'insalubre, et nous combattîmes la maladie.

Quelques sujets éprouvèrent des accidents putrides, d'autres plus d'accidents nerveux; mais, au résumé, la plupart de ces maladies, soignées d'une manière rationnelle, eurent une terminaison heureuse.

De 1815 à 1820, il y eut quelques épidémies de grippes,

mais qui ne présentèrent rien de particulièrement remarquable.

1820. — *Dyssenterie épidémique.* — En 1820, au mois de mars, le temps était froid, brumeux; une dyssenterie épidémique tourmenta la population; elle s'étendit plutôt sur Caudebec, près d'Elbeuf, que sur la ville même; elle se compliquait d'une fièvre muqueuse assez intense; elle fit des victimes.

Observation. — Je fus appelé le 16 mars chez le sieur Melet, rue du Mont-Prélat, pour y voir un jeune homme de douze ans nommé Chefdrue; ce malheureux était couché dans un appartement où gisaient déjà deux morts. Je fis promptement porter les cadavres dans une autre pièce et examinai attentivement le malade; il y avait trois à quatre jours qu'il avait été pris de toux, de coryza, de coliques et d'envies fréquentes d'aller à la selle; les évacuations, peu abondantes, étaient légèrement teintes de sang. Un médecin l'avait visité depuis plusieurs jours; ce médecin avait ordonné de l'eau de riz et du sirop de coings, des lavements avec de l'eau de graine de lin et de la teinture d'opium.

Le malade avait la figure affaissée, les yeux très cernés, la langue sèche, blanchâtre, rouge à la pointe; le pouls était vif, il y avait de la toux; le ventre était douloureux, brûlant, plutôt déprimé que météorisé; le malade avait toujours de fréquentes envies d'aller à la selle; il ne rendait, avec fort peu de glaires teintes de sang, qu'une eau jaunâtre, fétide et des concrétions albumineuses semblables à des râclures de boyaux.

La toux et les autres symptômes me décélèrent une fièvre catarrhale dyssentérique. Fidèle aux traditions des anciens praticiens, je ne cherchai point à arrêter d'abord les évacuations sanguinolentes, mais je m'attachai à diminuer l'irritation de la membrane muqueuse de l'intestin qui causait cette évacuation; je prescrivis dix sangsues sur le bas-ventre; j'insistai sur l'emploi des boissons adoucissantes, des lavements amylacés, des fomentations émollientes sur le bas-ventre, des potions à l'huile d'amandes douces et eau de fleurs d'oranger, et j'attendis que la période inflammatoire fût écoulée. Au bout de quelques jours, les accidents diminuèrent d'intensité, la toux devint plus humide, la fièvre fut moins forte ; il y avait toujours de l'exaspération le soir, et le malade, dont le ventre était encore brûlant, n'avait pas cessé d'avoir de fréquents besoins d'évacuer ; mais les évacuations étaient plus abondantes et plus épaisses, elles étaient séreuses, glaireuses, bilieuses et moins sanguinolentes ; c'était le huitième jour de la maladie. J'employai un moyen qui m'a souvent réussi en pareil cas ; la fièvre était moins marquée, le pouls toujours vif, mais moins développé, la langue plus humide, la soif moins marquée ; je fis appliquer deux vésicatoires aux cuisses ; ils prirent très bien, et dès le lendemain, neuvième jour, il y eut une diminution très notable dans la fréquence des évacuations ; les boissons adoucissantes furent rendues analeptiques : eau de riz, eau de gruau et sirop de gomme ; la diminution de la fièvre, des sueurs générales qui survinrent, le ventre moins tendu, la toux plus grasse, un peu de sommeil, tout m'annonça que l'affection marchait vers une bonne terminaison ; j'entretins les vésicatoires et, au bout de quinze à dix-huit jours, le malade fut guéri.

Je mets ici cette observation pour deux raisons : je pense que l'on obtient, dans le plus grand nombre de cas, plus de bons résultats par le traitement antiphlogistique dans le traitement des dyssenteries qui consiste à arrêter les évacuations par des astringents et de l'opium. Il y eut des malades chez lesquels les évacuations sanguines furent plus abondantes que dans l'observation que je viens de donner ; mais ils ont guéri également sans que j'aie recours aux astringents, tels que limonade sulfurique, alun, etc. Il y a des complications, je le sais, qui demandent quelquefois de légers purgatifs, mais il faut être très réservé sur leur emploi. Il y a des cas où l'opium est très utile, uni aux lavements avec l'eau d'amidon ; on peut faire prendre aux malades des blancs d'œufs battus dans de l'eau et un peu de sucre : c'est au médecin de juger les cas où cela est nécessaire.

J'ai voulu ensuite dire que les vésicatoires sur le plat des cuisses, quand l'inflammation commence à céder, produisent presque toujours un très bon résultat comme révulsifs.

1821. — En 1821, une épidémie de grippes, de catarrhes pulmonaires, fut suivie d'un grand nombre de coqueluches graves qui firent périr beaucoup d'enfants.

1830. — Au mois de mars 1830, une épidémie de rhumatismes articulaires se manifesta; la maladie se montra chez un grand nombre d'individus de bonne constitution et bien nourris; les genoux, les cous-de-pieds, les coudes, les poignets devinrent le siége d'engorgements lymphatiques très prononcés; l'inflammation de la membrane capsulaire des articulations était très prononcée, les douleurs très vives, surtout la nuit; il y avait grande chaleur à la peau, la fièvre était forte, la soif intense; je donnai mes soins à un grand nombre d'individus chez lesquels on aurait pu prendre l'affection comme attaque de goutte, par exemple chez M. Mathieu Delarue, d'un tempéramment sanguin évident et qui suivait plutôt un régime très réconfortant qu'un régime ténu; il était d'ailleurs dans toute la force de l'âge: cinquante ans. Il en était de même de M. Pétel, riche fermier de Saint-Pierre-des-Cercueils, qui, quoique âgé de soixante-dix ans, présentait avec un tempéramment sanguin une riche constitution. Il se nourrissait en homme opulent.

La maladie fut tenace et dura, chez la plupart des malades, deux à trois mois, avec des alternatives d'améliorations et d'aggravations, avec changement des mouvements fluxionnaires sur telle ou telle articulation.

Je vais donner une observation.

M. Cordier, marchand de laines, grand, maigre, d'un tempéramment nerveux, âgé de quarante-cinq ans, plein d'activité pour son état, fut pris de rhumatismes articulaires le 15 mars; il avait négligé plusieurs jours d'appeler le médecin; à mon arrivée, je trouvai le malade couché sur le dos et se plaignant de vives douleurs aux genoux. Le 18 mars j'y vis un gonflement prononcé et une grande chaleur et rougeur à la peau, je reconnus la maladie régnante; j'ordonnai de suite le traitement général pour mettre le sujet dans les conditions les plus convenables pour que la maladie ne prît pas un grand développement.

Il y avait de la fièvre; je fis une légère saignée, prescrivis la diète, la langue était rouge, sèche, la soif prononcée; je prescrivis des lavements émollients, des boissons rafraîchissantes, adoucissantes, avec gruau, jujubes, bourrache en décoction et rendues agréables avec le sirop de limon ou de groseille, quelques grains de sel de nitre dans la tisane, pour traitement local, huit sangsues sur chaque genou et, après leur effet, des cataplasmes de farine de graine de lin. Au bout de deux jours, le 20 mars, il y eut déjà un peu de détente, une diminution dans la force des douleurs; je donnai promptement de l'huile de ricin et du sirop de menthe dans du bouillon de veau qui produisirent plusieurs selles.

Le 21, l'irritation et le gonflement des genoux diminuent, mais les deux cous-de-pieds se prennent; je suis obligé de mettre des cataplasmes émollients sur ces parties; douleurs très fortes surtout la nuit et quand le malade veut soulever un peu les jambes. Quoique nous soyions encore dans la période aiguë et que les calmants, surtout opiacés, échouent dans leur effet quand il y a forte fièvre, je fis mettre quelques gouttes de teinture d'opium dans les cataplasmes, je fis frictionner avec de l'huile d'amandes douces laudanisée; le malade me priait de calmer ses souffrances, car il ne dormait pas; je donnai une pilule de cynoglosse le soir : tout ces calmants produisirent peu de calme.

Le 23, les poignets, les coudes se tuméfièrent et devinrent très douloureux, quand les extrémités inférieures étaient déjà moins congestionnées : c'est une chose remarquable que, dans cette maladie, il y a une telle irritation nerveuse dans les parties affectées, que le poids des couvertures, le moindre attouchement à la couche, l'ébranlement donné au lit par la marche dans la chambre font jeter des cris aux malades.

Le 30 mars, les douleurs avaient un peu diminué. Suivant l'avis de beaucoup de praticiens, j'appliquai des vésicatoires sur les genoux et saupoudrai les plaies avec un quart de grain d'hydrochlorate de morphine, ce qui faisait un demi grain pour les deux vésicatoires; je continuai les calmants quelques jours, mais la fièvre ne se calmait pas, les douleurs étaient seulement diminuées. Ce ne fut que quand il vint de grandes sueurs, et après être revenu au traitement antiphlogistique, aux boissons délayantes nitrées, et au bout de quarante à cinquante jours, que les douleurs et les signes d'irritation dans les capsules articulaires diminuèrent sensiblement. Cordier, se trouvant mieux, fut consulter, à Paris, le docteur Pelletan, qui approuva mon traitement et dit : « Je viens d'avoir la même maladie ; elle a duré trois mois. »

J'ai cité cette observation pour faire connaître que les vésicatoires irritant la peau, les opiacés entretenant souvent la fièvre, le taffetas ciré, la ouate concentrant la chaleur localement, ne produisaient point le plus ordinairement d'aussi bons résultats que le traitement émollient et le temps. J'ai remarqué souvent encore que les grands bains chauds ne soulageaient pas. Dans certains cas, les frictions mercurielles ont procuré beaucoup de soulagement, et quand l'affection était passée à l'état de chronicité, on se trouvait bien de l'emploi du beaume Opodeldoch en frictions.

1830, 15 Septembre. — *Epidémie de diarrhées bilieuses inflammatoires.* — Un grand nombre d'individus furent affectés. La température était chaude (15 à 18° + 0.) Il y eut des pluies qui rendirent l'air humide ; les fruits, les melons que l'on consomme à cette saison avaient probablement contribué à produire la maladie. Un traitement délayant, adoucissant sous toutes formes, quelques doux purgatifs, tels que la manne, l'huile de ricin, la limonade magnésienne m'ont suffit pour l'amener à bien dans le plus grand nombre de cas.

1831. — *Epidémie de fièvres gastriques ou bilieuses.* — L'été avait été très chaud en 1831, et l'automne qui lui succéda fut également chaud et très humide.

Dès le mois de septembre, nous eûmes à soigner beaucoup d'embarras gastriques, de diarrhées bilieuses et enfin de fièvres bilieuses ; beaucoup de sujets présentèrent les accidents que nous désignons sous le nom de choléra nostras ou de nos pays : vomissements, diarrhées, crampes, froid glacial ; ce qui rendit cette épidémie remarquable c'est que les fièvres gastriques prirent en assez grand nombre le caractère de fièvres intermittentes, quotidiennes, tierces. Après avoir employé les moyens ordinaires pour calmer les accidents, les embarras gastriques, l'irritation générale par les boissons délayantes acidulées avec le sirop de limon ou de groseille, en un mot, après avoir mis le malade dans des conditions convenables pour recevoir le quinquina, j'administrai le sulfate de quinquina, et presque toujours avec succès; il n'en eût pas été de même si je l'avais donné sans ces précautions.

Avril et Mai 1832. — *Epidémie de choléra morbus asiatique.* — La plus terrible, la plus désastreuse des épidémies, celle qui a ravagé l'Asie et l'Europe pendant plusieurs années, le choléra morbus, enfin; s'est aussi manifesté dans notre ville lorsqu'il a parcouru la vallée de la Seine en 1832.

Il y a peut-être quelque témérité à aborder ce chapitre; mais le désir de rendre aussi complet que possible le tableau des épidémies que j'ai vues régner à Elbeuf m'en a imposé l'obligation.

Quelles hautes questions soulèvent cette maladie!

La cause prédisposante est-elle l'énervation individuelle? ce que sembleraient démontrer les nombreux ravages qu'elle a faits parmi les gens épuisés ou par des maladies récentes, ou par la misère, ou par des excès en tout genre.

La cause efficiente est-elle dans le défaut de proportions ordinaires des parties constituantes de l'air (oxigène, azote, ozone, principe électrique) ou dans le mélange de ce dernier avec un principe putride? ce que sembleraient prouver la naissance et la fréquence de cette maladie dans les plaines marécageuses des bords du Gange, cause commune de la production de la peste, du typhus et de la fièvre jaune.

Ou (abandonnant toute explication sur la cause première), comme je l'ai remarqué à Elbeuf, le vent du nord ou d'est venant à s'élever tout à coup après une journée chaude, la température venant à baisser brusquement, le corps humain n'est-il frappé que de la même manière, mais à un plus fort degré qu'il ne l'est dans les affections catarrhales intenses, les dyssenteries violentes, le choléra nostras, etc., etc.? ce que sembleraient démontrer les traces d'inflammation sur la muqueuse intestinale, l'augmentation d'action des glandes de Peyer et de Brunner, comme l'a dit Dupuytren; et n'est-ce que secondairement que le système nerveux ganglionaire étant comme tombé dans un état spasmodique, les fonctions du cœur et du poumon cessent de s'exécuter, de manière que le pouls devient presque nul, l'hématose ne se fait que très imparfaitement, la chaleur s'éteint, et la cyanose survient comme dans une asphyxie, parce que le cerveau ne reçoit plus son excitant ordinaire et qu'il cesse d'agir?

Les connaissances actuelles physiologiques et les recherches anatomiques faites sur les cadavres se réuniraient peut-être pour faire admettre cette dernière hypothèse. Mais dans des questions d'une si haute importance, il faut laisser aux dignes successeurs des Bichat, des Chaussier, qui ont déjà jeté des lumières sur ce sujet, à donner au monde médical les documents, les solutions satisfaisantes.

Depuis quelques jours, j'étais allé à Rouen tous les matins pour étudier le choléra à l'Hôtel-Dieu de cette ville et entendre la leçon de clinique que faisait le médecin, M. le docteur Hellie, après la visite. Il ne me fut pas difficile, par conséquent, de reconnaître dans le malade pour lequel on vint me demander le 18 avril, un cholérique présentant la maladie avec tous ses symptômes bien caractérisés.

Observation. — Le sieur Leprêtre, chauffeur de presse, âgé de cinquante ans, domicilié rue Saint-Jean, cour Séjournée, habitait une chambre plus basse que le sol de deux pieds et disposée de manière à ne jamais voir le soleil; les renseignements que j'ai pris sur cet homme m'ont fait connaître qu'il s'était exténué par des travaux et des jeûnes tout l'hiver précédent. Depuis quelques jours, il avait une diarrhée qu'il attribuait à une indigestion de gros pois, et le 18 avril, à deux heures du matin, il fut pris de vomissement fatigants avec redoublement dans la fréquence des déjections, de crampes, de douleurs abdominales violentes.

Les assistants lui donnèrent du thé et vinrent me chercher à huit heures du matin.

Le malade, couché sur le dos, avait déjà la physionomie que j'avais trouvée aux cholériques de Rouen; les yeux caves, fermés aux deux tiers, ne laissaient voir que le blanc de la partie inférieure de la sclérotique; la face terne présentait des traits affaissés, le malade poussait de longs soupirs ou se plaignait de fortes crampes dans les jambes et les cuisses; ses plaintes étaient interompues par le besoin d'évacuer par haut ou par bas, mais il ne rendait par l'une ou l'autre voie qu'une eau blanchâtre semblable à de l'eau de riz; il avait l'esprit présent et ouvrait les yeux dès qu'on lui adressait la parole; le pouls était presque nul; les battements du cœur et les mouvements respiratoires ne se faisaient presque point sentir; la peau était froide, elle restait plissée lorsqu'on la pinçait, la soif des plus instenses; la langue était froide ainsi que l'haleine, et quand le malade voulait parler, sa voix était comme soufflée; l'anxiété était extrême; il sortait fréquemment les bras de dessous ses couvertures et les jettait à droite et à gauche, après les avoir légèrement soulevés. Je fis appeler M. Henri, médecin en chef de notre Hospice, afin qu'il vît un des premiers cholériques qui s'offrait à notre observation. Il le fit transporter à l'hôpital, où tous les soins possibles lui furent prodigués pendant vingt-quatre heures. Après l'emploi des moyens convenables pour le réchauffer et calmer les vomissements et la diarrhée, après l'application de quelques sangsues derrière les oreilles et sur le creux de l'estomac, il y eut, le 18 au soir, une réaction assez forte; la figure redevint rouge, le pouls se releva, une sueur générale survint; mais après cet effort critique, qui fut sans doute insuffisant chez un homme épuisé par la fatigue et les privations, le malade retomba dans le premier état, devint noir et mourut le 19 au matin.

A l'autopsie, les intestins grêles étaient légèrement rosés à l'extérieur, présentant, ainsi que le colon, des plaques rouges et brunes à l'intérieur; l'un et l'autre intestins remplis d'une eau jaune blanchâtre semblable à de l'eau de riz et contenant des vers; le ventre, avant qu'on ne l'ouvrît, était très déprimé; la vessie fut trouvée vide et contractée, le cœur rempli d'un sang noir poisseux, le poumon et le cerveau légèrement gorgés de sang; du reste, le cadavre était redevenu chaud après la mort, avait repris la couleur ordinaire et ne présentait plus la cyanose : c'est ce que j'avais vu d'ailleurs à l'ensevelissoir de Rouen et dans les salles de dissection.

Je soignai beaucoup de cholériques dans la ville et les villages environnants, notamment à Cléon, Saint-Aubin, Tourville, Freneuse, Sotteville-sous-le-Val. Quand l'épidémie fut calmée, sur le rapport adressé à M. le préfet Dupont-Delporte par M. Potel, maire de Cléon, M. le préfet nous envoya, à M. le docteur Justin et moi, une lettre de remercîments.

Traitement. — Rien ne fut plus difficile à adopter qu'un traitement convenable pour combattre le choléra au milieu du vague où nous laissèrent nos maîtres au début de l'épidémie; il fallut que chaque médecin tirât de son instruction et de ses moyens propres le mode qui lui parut le meilleur à employer. Il me sembla dès le premier moment que suivre la méthode des Asiatiques, des Russes et des Polonais, tous sectateurs de Brown, qui prodiguent les excitants et les opiacés dans cette maladie, c'était entrer dans une voie sinon fausse, du moins marquée au coin de l'empirisme et nullement du raisonnement; je préférai, procédant par analogie, marcher du connu vers l'inconnu. J'avais souvent remarqué dans ma pratique ce que nous appelons le choléra morbus sporadique, ou trousse-galant des anciens; j'avais vu les effets des diarrhées, des dyssenteries graves, l'abattement des traits du visage, le froid glacial de la périphérie du corps dans les indigestions violentes, dans l'ivresse au dernier degré. Je me décidai à considérer le choléra asiatique comme la plus violente des congestions qui puisse se faire sur les organes splanchniques et sur le système des nerfs qui s'y distribuent. Je pensai que ces nerfs, frappés d'une irritation violente, tombaient dans un état de spasme et que, par suite de cela, les fonctions organiques, circulation, respiration, sécrétion biliaire, urinaire, etc.., cessaient de s'exécuter. Je dus, d'après cette idée, faire tout pour diminuer l'irritation, la congestion interne, et pour rappeler la chaleur, la vitalité à la périphérie du corps, suivant ce plan, le calorique sous toutes formes et graduellement, les frictions aromatiques et chaudes, quelques sangsues suivies de l'application de cataplasmes chauds sur la région de l'estomac furent prescrits à l'extérieur, tandis qu'à l'intérieur je fis administrer des lavements émollients; je fis prendre des boissons de même nature et souvent simplement de l'eau froide qui, dans un grand nombre de cas, parvenait mieux à calmer les vomissements et la violence de la soif qu'aucun autre moyen; les malades eux-mêmes sollicitaient vivement cette dernière boisson. Lors de l'arrivée de la réaction, qui survenait presque toujours, plus ou moins tôt, plus ou moins forte, je cherchais à l'aider, la diriger ou la modérer, suivant que cela était nécesaire : la vigueur ou la faiblesse du sujet, l'importance de l'organe affecté commandaient des modifications au traitement; ainsi, ou les sangsues, ou les boissons excitantes, ou les vésicatoires, comme révulsifs, étaient employés lorsque le cas l'exigeait. Une maladie nouvelle venait-elle enfin à succéder au choléra, j'employais le traitement rationnel que commandait cette maladie. J'ai vu par l'emploi de cette méthode des sujets profondément frappés revenir à la vie lorsque toutes les probabilités étaient pour la mort; je citerai, entre autres, la veuve Hernis, ouvrière chez M. Grémont; la veuve Saillant, cour Patalier.

Il est à remarquer que le choléra ne se manifestait presque jamais sans avoir été précédé de prodromes ou signes précurseurs : un dérangement notable survenait ordinairement dans les fonctions des organes de la digestion.

Chez presque tous les cholériques que j'ai questionnés, il avait existé de la diarrhée un ou plusieurs jours avant le développement de symptômes plus graves; l'appétit avait été dérangé; souvent des nausées s'étaient manifestées; quand le malade avait consulté à cette époque, presque toujours quelques sangsues à l'épigastre, des boissons adoucissantes, des lavements de même nature, des lavements avec eau d'amidon légèrement laudanisée, la diète, la douce chaleur du lit, avaient suffi pour non-seulement calmer les accidents, mais encore pour empêcher le choléra de survenir.

Une de mes observations. C'est après de grandes chaleurs qui avaient duré plusieurs jours, qu'un vent du nord-est, variant au nord-ouest, tantôt sec, tantôt humide, s'étant élevé, que le choléra s'est annoncé avec le plus de violence. Les personnes mal nourries, mal vêtues, négligeant les soins de la propreté; celles qui se livraient à la débauche et dont les organes de la digestion étaient constamment excités par des liqueurs fortes; celles qui étaient fatiguées par des émotions trop vives, soit qu'elles vînsent du plaisir ou de la peine; celles enfin épuisées par des maladies antérieures, en ont été les premières et les plus fortement frappées.

Pendant l'année qui suivit le choléra, un grand nombre de personnes appartenant à toutes les classes de la population indistinctement furent affectées de diarrhées, que nous nommâmes cholérines dans le temps; d'autres furent tourmentées de névralgies faciales sus ou sous-orbitaires, qui prirent le caractère intermittent quelquefois, et qu'il fallut combattre par l'emploi de l'acétate de morphine et le sulfate de quinine. Le premier de ces sels, prescrit par M. Henri et par moi, depuis un quart de grain jusqu'à un grain, et par la méthode endermique sur le lieu malade, a produit les meilleurs résultats.

Une observation encore que beaucoup de médecins ont pu faire, c'est que toutes les fois que des vomissements bilieux ou des déjections par bas de même nature sont survenus chez un cholérique, cela a été un indice d'une terminaison heureuse de la maladie.

L'emploi de l'éther chez les jeunes sujets ou les femmes, dans le cas de complication vermineuse, a produit les effets les plus satisfaisants.

Ce que je viens d'écrire faisait partie de ma thèse inaugurale pour arriver au doctorat. M. Andral, un des éminents professeurs de la faculté de Paris, et qui présidait à ma réception, me dit devant un nombreux auditoire : « J'ai

» lu, Monsieur, la description que vous avez faite du choléra; vous avez très bien peint la maladie; il serait à » désirer que tous les médecins entendissent la médecine » comme vous la comprenez. » J'ai été très sensible à cet éloge, et cela a été un grand encouragement pour moi à continuer d'étudier sérieusement.

1833, Mai et Juin. — *Epidémie de grippe.* — L'air a été froid pendant la dernière quinzaine de mai; le vent a presque toujours été à l'est, la chaleur était grande pendant le jour; le soir, il survenait un changement notable dans la température, et la nuit devenait très froide. Après ces quinze jours, un orage survint; il fut suivi de plusieurs jours de pluie; l'air se montra chaud et humide pendant le milieu de la journée, froid et humide le soir et la nuit; des affections catarrhales de tout genre se manifestèrent, mais particulièrement un mal de gorge accompagné de coryza, de toux, de diarrhée; beaucoup d'individus de tout âge, de tout sexe et dans toutes les classes furent affectés; il y eut cependant cette particularité que la maladie sévit sur les personnes vigoureuses et ayant une certaine aisance plus que chez les indigents et ceux de mauvaise constitution.

Symptômes. — Frissons, lassitudes spontanées, fort mal de tête, bientôt enrouement, mal de gorge, sécheresse de la bouche, toux fréquente, voilée, coryza, éternuement, paupières gonflées, yeux larmoyants, conjonctives rosées, rougeur de toute la face, pouls plein, fort, chez les individus d'un tempéramment sanguin, plus petit chez les lymphatiques, chaleur générale, douleurs dans les membres, abattement, faiblesse extrême dans les extrémités inférieures, amertume de la bouche très prononcée.

Marche et durée. — Chez la plupart des sujets, après vingt-quatre ou quarante-huit heures de fièvre, une sueur générale a dissipé les accidents inflammatoires; le mucus du nez, de la gorge, des voies pulmonaires et du canal intestinal même, venant à couler abondamment, une rémission bien marquée dans les accidents est survenue; mais si la maladie s'est terminée promptement chez le plus grand nombre d'individus, il est resté pendant longtemps chez beaucoup de convalescents, une amertume très marquée de la bouche, une mauvaise odeur dans le nez et surtout une lassitude et une faiblesse extrêmes dans les membres abdominaux.

Quelques sangsues, des boissons délayantes, la douce chaleur du lit ont suffit, dans le plus grand nombre de cas, pour amener à bien cette maladie.

La grippe négligée peut avoir une certaine durée, surtout si la température reste froide; elle peut dégénérer en fluxion de poitrine et même amener la phthisie pulmonaire.

Elle se distingue du catarrhe pulmonaire, ou rhume ordinaire, par cela que dans la grippe le système nerveux est mis en jeu d'une manière marquée, et qu'il faut dans son traitement employer les calmants : opium, belladone, etc.

Je me suis étendu un peu sur cette épidémie, qui est fréquente à Elbeuf, parce que plus loin je ne ferai que la mentionner, à moins qu'elle présente quelques complications notables.

1833, du 15 au 31 Juillet. — *Epidémie de fièvre bilieuse.* — La température constamment variable, le vent soufflant est, nord-est, soleil chaud le matin, le soir un froid très vif, il y eut encore quelques grippes, quelques diarrhées. Des embarras gastriques, mais un grand nombre de fièvres bilieuses, présentant chez beaucoup de sujets ce caractère d'inervation que l'on avait remarqué dans le choléra.

Urbain Macé, Rosine Duruflé, au Thuit-Anger, Mme Taurin, chez M. l'abbé Lenoble, Duhamel, commis chez M. Mathieu Bourdon, m'en présentèrent entre autres des cas bien dessinés. Convenablement combattues, ces maladies se terminèrent heureusement.

1833, Décembre. — *Epidémie de scarlatine.* — Vers la fin de 1833, beaucoup d'enfants furent attaqués de scarlatines, avec les complications ordinaires catarrhales. J'ai remarqué que chez ceux qui n'avaient pas été mis dans les conditions pour que l'éruption se fît convenablement, ou ceux chez lesquels l'éruption sortie était rentrée brusquement, il était survenu un gonflement œdémateux de tout le corps, qui avait produit la mort chez quelques-uns; mais lorsque l'on s'était hâté d'appliquer des vésicatoires pour rappeler l'éruption à la peau, on avait évité cette terminaison funeste.

1834, *Rougeole en avril et mai.* — *Epidémie de rougeole.* — En avril et mai, une épidémie de rougeole attaque un grand nombre d'enfants et même quelques grands sujets.

Après trois jours de fièvre, avec toux, coryza, éternuements, etc..., l'éruption commençait sur les lèvres, la face, le cou, comme dans la petite vérole, et se répandait, dans les vingt-quatre ou quarante-huit heures, sur tout le corps. Quelquefois l'éruption persistait quatre à cinq jours et se terminait par desquamation; mais, le plus ordinairement, elle disparaissait au bout de deux ou trois jours, et alors la toux devenait violente, fatiguante, ou une diarrhée verte, bilieuse, survenait; chez beaucoup, il y a eu des vomissements de matières jaunes, bilieuses, poracées, pendant vingt-quatre heures; chez d'autres, un assoupissement très prononcé est survenu; un léger délire s'est même fait apercevoir; il a fallu combattre tous ces épiphénomènes. Les jeunes Portugais Basto frère et sœur, d'un tempéramment bilieux prononcé, âgés l'un de vingt ans, l'autre de dix-sept, ont présenté la maladie avec une complication de fièvre bilieuse ou gastrique des plus intense; il a fallu dans ce cas combattre la complication en même temps que je surveillais, aidais, modérais l'éruption primitive, suivant que cela était nécessaire. La plupart des malades ont guéri en douze ou quinze jours. J'ai combattu les diverses irritations locales par l'application de trois ou quatre sangsues, rarement plus, parce qu'il faut être avare du sang des enfants. Les boissons ont été adoucissantes d'abord, légèrement aromatiques ensuite et, dans le plus grand nombre de cas, ces simples moyens ont suffi pour amener à bien la maladie.

Mai 1836. — *Epidémie d'embarras bilieux.* — L'air, pendant le mois de mai 1836, a été sec et froid; le soleil avait été très brûlant dès le commencement, mais, le 15, il est survenu des orages avec coups de tonnerre très forts, pluies accompagnées de grêles; ces pluies, jointes aux fontes brusques des neiges tombées en avril, occasionnèrent des débordements considérables, et la Seine monta très haut à Elbeuf; le changement brusque de température produisit des vomissements de bile, des déjections de même nature, des crampes chez un grand nombre d'individus; il y eut des congestions inflammatoires vers les intestins grêles; il fallut les combattre avec beaucoup de soin. Après les émollients sous toutes formes, je fus obligé de recourir aux vésicatoires au plat des cuisses, ce qui produisit un bon résultat; les embarras bilieux furent bien traités et généralement cette épidémie ne fut pas meurtrière; je ne la mentionne que pour rappeler que lorsqu'un soleil brûlant se fait sentir pendant quelque temps, puis qu'un orage et des pluies froides surviennent brusquement et persistent avec abaissement de température, comme nous l'avons vu avant les épidémies de choléra et autres, il faut prendre de grandes précautions contre le froid.

1837, Janvier 31. — *Epidémie de grippe.* — Depuis trois mois, la pluie avait constamment tombé, la rivière de Seine avait débordé deux fois; l'eau, la première fois, était venue dans la rue Saint-Jean jusqu'à la rue de la Rigole; le vent a presque toujours été ouest; vers la fin de janvier, quelques gelées sont survenues, puis un dégel très doux a succédé; la grippe, qui avait attaqué épidémiquement Berlin et Londres, prenant dans cette dernière ville le caractère typhoïque et faisant mourir beaucoup de monde, s'est enfin manifestée à Paris, où elle s'est montrée bénigne.

Depuis quelque temps, on rencontrait des cas de grippe à Elbeuf; mais, le 31 janvier, elle a commencé à se montrer d'une manière épidémique avec des symptômes assez graves.

Les symptômes furent à peu près les mêmes que dans l'épidémie de 1833; je les ai décrits assez longuement, je ne les rappellerai pas; ce que j'ai remarqué de peu ordinaire dans l'épidémie de 1837, c'est que chez beaucoup de sujets il resta des douleurs nerveuses dans les bras, les épaules et les membres abdominaux; chez d'autres la toux était si violente, que l'on pouvait craindre l'arrivée d'une fluxion de poitrine; cette toux produisit chez quelques malades des épistaxis ou saignements au nez, des hémorrhagies pulmonaires; quelques femmes enceintes firent des fausses couches, le système nerveux était affecté (un des caractères de la grippe); il fallut employer les calmants: opium, belladone, etc.

Les récidives sont fréquentes dans la grippe; il faut, lorsqu'on est à peu près guéri, s'entourer de beaucoup de précautions pour ne pas rechûter, car les rechûtes peuvent amener le catarrhe pulmonaire chronique, et même enfin la phthisie pulmonaire.

Je dois mentionner encore qu'après cette maladie, il reste chez le plus grand nombre de ceux qui en ont été affectés une grande faiblesse qui persiste assez longtemps, ce qui prouve bien que le système nerveux avait été mis en jeu; pour remédier à cette faiblesse, les amers, le quinquina, le bon vin vieux sont nécessaires.

Quand la toux et la sécrétion glaireuse persistent, on se trouve bien de l'emploi des eaux sulfureuses d'Enghien, des Eaux-Bonnes: deux demi-verrées par jour avec un peu de lait, un demi-verre le matin, un le soir, les voyages au bord de la mer, les promenades dans les bois.

1838, Février et Mars. — *Epidémie de rougeole.* — Je vais parler de cette épidémie parce qu'elle a présenté des complications anormales.

Février et mars ont offert à l'observation un grand nombre de rougeoles. La gelée avait duré depuis le commencement de janvier jusqu'à presque la fin de février, et le thermomètre avait souvent marqué 6 et 7°—0, il avait même été à 14, 15 et 17° — 0. Un dégel est venu brusquement et, peu de jours après, la rougeole s'est manifestée épidémiquement chez un grand nombre d'individus.

Chez la plupart des enfants, il y eut mal de gorge, coryza, toux et fièvre pendant quatre jours, et alors une éruption de boutons sur la face, puis sur la poitrine et les membres; la desquamation arrivait bientôt et suivait l'ordre de l'éruption. Le traitement adoucissant a suffi dans le plus grand nombre de cas, et presque tous ont guéri.

Mais voilà ce qui a été remarquable: c'est que dans la

même maison, pendant qu'un enfant présentait un cas de rougeole, un autre présentait des plaques rouges comme dans la scarlatine, un autre était affecté de varicèle; les enfants de M. François Delamare de Boutteville ont été malades; le petit Louis a eu des vomissements de bile et n'a point eu la rougeole; François n'a point eu de vomissement de bile et a eu la rougeole. Quelques enfants qui ont eu la varicèle ont eu ensuite la rougeole. Les enfants de Hyacinthe Lize ont eu la varicèle; une petite anglaise Tompson également.

Beaucoup d'enfants ont eu des fluxions de poitrine, des catharres suffoquants qui les ont enlevés; d'autres des diarrhées qui les ont fait mourir.

Quelques-uns, comme l'enfant d'un sieur Talbot et celui d'un enfant Lefèvre, clos Décaux, ont eu des convulsions au début; ces enfants étaient sujets à cette maladie.

Au début encore quelques enfants ont eu une toux croupale; j'ai dû mettre quelques sangsues sur le larynx, faire vomir avec l'ipécacuanha; je m'en suis bien trouvé.

Chez ceux qui ont eu la rougeole, et en même temps la scarlatine comme complication, tous les organes ont été plus irrités et il a fallu une médication plus active; quelques sangsues sur le col, la poitrine ou le bas-ventre, les lavements émollients quand le ventre était trop brûlant, ou qu'il y avait diarrhée séreuse, les boissons adoucissantes, les potions à l'huile d'amandes douces et le sirop de violette, les loochs blancs étaient prescrits. Chez ceux qui n'évacuaient pas par bas et qui tombaient dans l'assoupissement, craignant la plénitude stercorale dans les intestins, je prescrivais le mélange suivant : bouillon de veau trois onces, huile de ricin une once, sirop de menthe une demi-once, à donner par cuillerées à l'enfant : l'effet était sûr et presque toujours avantageux.

Chez ceux où il y a eu menace de congestion cérébrale, il a fallu mettre des sinapismes aux pieds et même des vésicatoires aux jambes; mais cela rentre dans la pratique ordinaires des médecins.

1838, Octobre. — *Epidémie de fièvres typhoïdes.* — La température avait été chaude pendant le mois de septembre, et quelques pluies survinrent vers le 20 et durèrent. Au commencement d'octobre, des fièvres muqueuses, des fièvres bilieuses attaquèrent un assez grand nombre d'individus et dégénérèrent en fièvres typhoïdes; les principaux symptômes étaient un violent mal de tête avec coloration de la face, douleurs dans les membres, douleurs et tension du ventre, diarrhée, fièvre des plus instense, abattement profond des forces, air de stupéfaction.

Il n'y a pas pour cette maladie de traitement arrêté d'avance : il doit varier suivant que la tête, la poitrine et le ventre sont plus ou moins affectés. Voici les moyens que j'ai le plus généralement employés, et qui m'ont produit des résultats satisfaisants : légères saignées au début, sangsues à l'épigastre, boissons émollientes acidulées, lavements émollients, fomentations émollientes sur le bas-ventre. Lors de la rémission de la fièvre, au bout de huit à dix jours de traitement, j'ai combattu la somnolence, les rêvasseries par de doux purgatifs : la manne, l'huile de ricin.

J'ai remarqué dans ma pratique que si l'on emploie les purgatifs, et même l'émétique ou l'épica, pendant la période aiguë, et lorsque la fièvre est prononcée, cela augmente l'irritation intestinale et produit un mauvais effet.

Vers le quinzième jour de la maladie, chez la plupart des malades, des sueurs générales sont survenues; j'ai alors soutenu les forces avec l'infusion de camomille, le quinquina, mais toujours avec les sirops acides que les malades demandaient.

Chez plusieurs deux vésicatoires aux jambes, qui ont donné une suppuration abondante, ont fortement contribué, je pense, à amener à bien la maladie.

1840, Septembre et Octobre. — *Epidémie de scarlatine.* — J'ai déjà parlé de cette épidémie; je n'en parle ici que pour dire qu'un certain nombre de grands sujets en furent affectés, entre autres Mlle Héquet, Mlle Julia, chez Mlle Blondel, institutrice; chez toutes ces personnes, les accidents de la fièvre muqueuse étaient prononcés. Les saignées légères ou les sangsues, les boissons délayantes, quelques légers purgatifs m'ont suffi. Les maux de gorge ont été assez intenses chez quelques enfants ; il a fallu des soins particuliers.

1841. — *Epidémie d'angine.* — L'hiver de 1840 à 1841 a été des plus rigoureux ; novembre, décembre, janvier et février ont été très froids, et le thermomètre a marqué à plusieurs reprises 10° et 11° — 0. La Seine a gelé trois fois ; la fonte des neiges, après le deuxième dégel, a produit des inondations dans les vallées de la Seine, de la Marne, de l'Oise, de l'Eure, de l'Andelle, etc.

Chose étonnante, c'est que pendant ce rigoureux hiver, non seulement il y a eu une épidémie d'angines, mais nous avons eu à soigner beaucoup de rougeoles et de scarlatines : ce qui confirme ce que j'ai dit plus haut que le vent froid du nord, en irritant la peau, la met dans des conditions de réaction qui produisent les éruptions.

1842, Mai. — *Epidémie de grippe.* — Je ne la mentionne que pour dire quelle a présenté un caractère particulier : c'est que chez la plupart des sujets elle affectait surtout le tube intestinal. La maladie simulait au début le choléra sporadique, tant les vomissements et les diarrhées tourmentaient les malades. Une bonne médication antiphlogistique a eu raison des accidents ; quelques sangsues sur le bas-ventre, les lavements, demi-lavements émollients, fomentations de même nature sur le ventre, boissons adoucissantes, l'eau de Seltz. L'épidémie a été assez bénigne.

1842, Juillet et Août. — *Epidémie de catarrhes pulmonaires.* — Juillet et août 1842 ont été chauds et sans pluie. Le thermomètre a souvent marqué 20 et 25 degrés centigrades pendant le jour ; il y a eu beaucoup d'éruptions chez les enfants et quelques grandes personnes ; j'ai eu plusieurs catarrhes pulmonaires à soigner. Baudu, marchand de fer, a eu une fluxion de poitrine ; Morin, marchand de pierres, a éprouvé, comme complication, une hépatite. Il a fallu employer un traitement antiphlogistique vigoureux contre ces maladies, qui la plupart se sont terminées par des sueurs abondantes.

1842, Novembre et Décembre. — *Epidémie de rougeole.* — Depuis le commencement d'août, la température était restée douce ; il n'avait point tombé de pluie ; la rivière de

Seine était restée basse au point que les pierres et les pavés que l'on attendait du côté de Paris ne pouvaient arriver par eau à Elbeuf. Une épidémie de rougeole s'est manifestée dès le commencement de novembre et a duré deux mois; elle a attaqué un grand nombre d'individus, bien plus qu'en février et mars 1838. Elle a frappé d'abord les petites filles, puis les petits garçons.

Quatre jours de fièvre avec toux, éternuements, légères ophthalmies, puis sortie de l'éruption sur la face, le col, la poitrine et les membres abdominaux qui étaient successivement envahis.

Avec les soins médicaux ordinaires, presque tous les petits malades ont guéri après dix à douze jours de la maladie, à ma satisfaction, car je fus appelé pour beaucoup d'enfants.

1843, Août. — *Epidémie de coqueluche.* — Pendant le mois d'août le soleil a été brûlant, mais le fond de l'air est resté froid; quelques pluies sont survenues et un grand nombre d'enfants ont été pris de toux, de catarrhes pulmonaires qui ont présenté le caractère de la coqueluche, maladie longue, tenace, difficile à guérir, surtout quand l'air reste froid et humide.

La maladie fut soignée par tous les médecins par les moyens rationnels indiqués par l'art; mais je dois donner quelques notions sur les résultats que j'ai obtenus par ces moyens.

Les boissons adoucissantes seules n'ont point calmé la toux; l'extrait de belladone dans un looch, donné dans les vingt-quatre heures, n'a point produit de résultats avantageux.

Les lavements d'assa-fœtida, trois par jour, à un gramme et dans le moins de véhicule possible, ont un peu calmé.

Les émanations des salles d'épuration du gaz d'éclairage (les enfants y restant exposés deux heures par jour pendant une semaine) ont bien fait; mais j'ai trouvé de très bons résultats des vomitifs avec le sirop d'ipéca souvent répétés, de l'emploi de l'eau-de-vie par cuillerées à café après le repas et aussi du café à la même dose et de la même manière, et, quand l'affection se prolongeait, de l'envoi de l'enfant à la campagne pour y respirer un air vif et pur.

Les vésicatoires sur le sternum, le sirop des Essards, ont moins produit de guérisons que le temps et le changement d'air ou l'envoi dans les hautes campagnes.

1846, Mars. — *Epidémie de grippe.* — Janvier, février et la première quinzaine de mars ont été extrêmement doux, et la végétation fut très avancée; il y avait eu en décembre 1845 de grandes pluies et un débordement tel de la rivière de Seine, qu'elle montait dans la rue Saint-Jean jusqu'à la maison de Constant Delalande, près la rue de la Rigole. A la mi-mars, une épidémie de grippe s'est manifestée; chez beaucoup de malades elle se montra avec le caractère de fièvre muqueuse et même de fièvre bilieuse; il y eut des ophthalmies, des coryza. Chez quelques-uns les maladies présentèrent des symptômes ataxiques, typhoïques. Bien rationnellement soignées, elles furent peu meurtrières.

J'eus à soigner entre autres un fils Depitres, employé dans l'établissement Victor Grandin et Jules May. Ce jeune homme avait une fièvre bilieuse avec une céphalalgie intense et forte fièvre, que ni les saignées du bras, ni épigastriques par les sangsues, ni derrière les oreilles par le même moyen, ni les évacuants ne firent céder; l'état de la langue, du bas-ventre, de l'estomac ne pouvait faire penser qu'il y eût une vive irritation gastro-intestinale. Un délire très tenace a duré jusqu'au quinzième jour de la maladie; le malade pouvait montrer sa langue à ma visite et se plaignait de mal de tête, puis il retombait de suite dans l'assoupissement. Je considérai ce délire comme nerveux, mais ce n'est qu'avec beaucoup de réserve que l'on doit employer l'opium dans les irritations aiguës de la tête ou des voies gastriques: je ne l'employai donc point. Je pensai à employer les préparations cyaniques, et leur effet fut miraculeux, en ce sens que trois à quatre cuillerées d'une potion contenant 15 grammes d'eau de laurier cerise et autant de sirop cyanique ou cyanhidrique furent à peine données le soir, que le malade dormit profondément plusieurs heures pendant la nuit. Après ce sommeil, il reconnut ses parents, sa mère, à laquelle il demanda: « Mais d'où viens-je? combien y a-t-il de temps que je dors? » De ce moment il revint à la santé. Cette observation m'a paru intéressante ; c'est pourquoi je l'ai consignée.

1847. — *Epidémie de grippe.* — En novembre et décembre 1847, il y a eu une épidémie de grippe qui a pris un grand développement dans Elbeuf, comme à Paris et à Londres, mais elle a été bénigne. Le coryza, l'angine, la bronchite ont varié d'intensité chez les divers individus ; généralement la fièvre a été peu prononcée, mais il y avait une sensation de déchirement de poitrine dans les accès de toux. Après trois à quatre jours, chez la plupart des malades, des sueurs abondantes sont venues mettre un terme à la maladie; mais j'ai voulu mentionner cette épidémie parce que j'ai observé que beaucoup de convalescents ayant repris trop tôt leurs habitudes de vivre, et s'étant exposés aux intempéries de l'air, ont fait des rechûtes, et quelques-uns ont été plus gravement malades que lors de l'invasion de l'épidémie. Les rechûtes sont fréquentes après la grippe; il faut longtemps s'entourer de précautions.

1849, Février — *Epidémie de choléra.* — En février 1849 il y eut une épidémie de choléra, comme en 1832. La population se rappelait les malheurs dont avaient été frappés les habitants de la ville et ceux du canton à cette dernière date ; elle fut effrayée à l'approche de cette nouvelle invasion ; l'administration et les médecins prescrivirent les moyens convenables recommandés par l'hygiène afin de diminuer l'intensité du mal autant que possible.

La maladie se montra avec les mêmes symptômes que lors de l'épidémie précédente, mais avec moins d'intensité ; il y eut des cas sans cyanose ; mais, chez presque tous à peu près, il y eut des vomissements réitérés d'eau blanchâtre, des déjections de même nature avec crampes et refroidissement extraordinaire.

Lors de ma description de l'épidémie de 1832, j'ai donné une observation dans laquelle je peignais la maladie. Je vais en donner une nouvelle aujourd'hui, parce que l'affection s'est présentée avec des nuances telles, qu'il a fallu des modifications dans le traitement qui, je pense, ont aidé à la terminaison heureuse de la maladie, et il me paraît utile de le faire connaître.

Observation. — La femme Tranchand, ouvrière de fabrique, âgée de cinquante ans, domiciliée rue de la Brigaudière, maison Bréard, près la rivière de Seine, occupait une maison située au nord; les appartements, bas et humides, étaient fort peu aérés; un amas de fumier et divers détritus stagnaient devant la porte; point de rayons de soleil donnant sur les pauvres appartements; outre cela cette femme, d'une faible constitution, vivant dans la gêne, s'était fait un grand chagrin de ce qu'une de ses filles était devenue enceinte. Le dimanche 4 février, le soir, elle prend un potage gras et du bœuf; la nuit, à deux ou trois heures du matin, elle est prise de vomissements et de déjections réitérées d'eau blanchâtre.

Le lendemain, je me rendis auprès d'elle; je la trouvai sans pouls, les yeux caves, le facies cadavérique, la voix éteinte, l'haleine comme soufflée, la peau froide restant plissée quand on la pinçait, la face était verte, livide, mais pas noire, elle faisait de temps en temps un grand soupir accompagné d'un gémissement, les bras se jettaient à droite et à gauche, elle avait des hoquets, des vomissements, des déjections fréquentes; la matière rendue était comme de l'eau de riz, la langue était froide, pas d'urines, le ventre palpé était comme pâteux, l'èsprit était présent, elle demandait à boire en disant je brûle, mais elle vomissait tout ce qu'elle prenait, elle se plaignait de crampes dans les jambes: il était impossible de présenter un tableau plus complet du choléra asiatique. Je l'avais si bien vu en 1832, que malgré qu'il n'y eût point de cyanose, je le reconnus de suite. Ordinairement la maladie passe par divers degrés, mais ici elle se présenta d'emblée comme dans les cas promptement mortels (en deux ou trois heures par exemple); c'était grave, je ne désespérai point cependant et commençai de suite à combattre les accidents.

En présence de la période algide ou de froid général dans laquelle je trouvai la malade, je préscrivis de l'entourer de briques chaudes, de faire des frictions sur le corps avec des flanelles chaudes, imprégnées de teintures alcooliques, celle de menthe, par exemple, l'eau froide pour seule boisson et par fractions, ce qui était demandé d'ailleurs de préférence par la cholérique ; pour calmer les vomissements, une potion à l'eau distillée, sirop de gomme et quelques gouttes d'éther, quelques gouttes de laudanum, pour calmer la diarrhée, des lavements avec eau laudanisée.

Mardi, troisième jour de l'invasion. — Le mardi matin, à ma visite, il y avait moins de fréquence dans les vomissements et les selles. Continuation des mêmes prescriptions ; vers le soir, troisième jour de l'attaque, il y eut un commencement de réaction : le pouls se releva, le visage se colora ; je laissai faire la nature ; il survint un point de côté, mais pas assez fort pour être combattu ; j'ordonnai un peu d'eau de veau, un peu de sirop de gomme dans de l'eau et la potion éthérée.

Mercredi, quatrième jour. — Le mercredi, les selles s'étant tout à fait supprimées, j'ordonnai un lavement à l'eau miellée ; la malade ne rendit que de l'eau ; mais la réaction se soutint ; même traitement, rien d'excitant.

Jeudi, cinquième jour. — Le jeudi, les vomissements continuent ; ils amènent de la bile ; j'en suis satisfait, car quand la bile commence à couler, les accidents généraux ordinairement vont en diminuant ; je fais toujours de la médecine expectante et laisse faire la nature ; je continue les briques chaudes, les frictions aromatiques, l'eau froide et le sirop de gomme : c'est ce que la malade demande le plus ; je donnai aussi la limonade gazeuse. Dans une selle encore blanche, légèrement bilieuse, elle rend six vers lombrics ; je fais prendre : huile de ricin 30 grammes, sirop de menthe 15 grammes dans un peu de bouillon de veau ; cela produisit une selle abondante de matière stercorale et de bile. Les vomissements, plus rares, reviennent encore par moments, mais la malade dort une heure ou deux la nuit, le pouls se relève tout à fait, la langue n'est plus froide.

Du jeudi sixième jour au onzième jour de l'invasion. — Les accidents diminuèrent insensiblement, la réaction ne fut pas très forte chez cette femme débile ; je rendis les boissons analeptiques : l'eau de riz, le bouillon de veau avec un peu de bœuf, de la bouillie d'enfant, tout cela fut supporté ; c'est vers le onzième jour de la maladie qu'une éruption de plaques rouges assez considérable eut lieu sur tout le corps et produisit des démangeaisons insupportables ; à ma visite, la malade me dit que, sans la faiblesse extrême dans laquelle elle se trouvait, il lui semblait qu'elle serait assez bien ; l'application du froid et des émollients à l'intérieur, tandis que je maintenais les briques chaudes à l'extérieur, n'a-t-il pas contribué à amener cette éruption en quelque sorte dérivative de l'irritation de la muqueuse intestinale ? La malade a guéri.

Réflexion. — D'après les recherches de MM. Serres et Nonat sur les cadavres de cholériques en 1832, et celles de M. Bouchardat en 1849, il paraît bien démontré que la membrane muqueuse intestinale est irritée ; la source du fluide blanchâtre qui survient dans le choléra est dans les corpuscules vésiculeux qui entrent dans la struction des glandes agminées de Peyer et dans les corpuscules granuleux qui se développent par milliers dans cette maladie à la surface de la membrane muqueuse de l'intestin. D'après ces renseignements, j'ai donc agi sagement en persistant dans le traitement que j'avais employé en 1832 ; au lieu d'administrer les toniques et les excitants, le thé, l'alcool, comme le font les Asiatiques, les Russes, les Allemands, j'ai préféré l'emploi des adoucissants légèrement calmants, éthérés, opiacés, à l'intérieur et l'eau froide ; l'application de la chaleur et des aromatiques à l'extérieur, les lavements avec l'eau d'amidon laudanisée. J'y étais autorisé d'ailleurs par la méthode du grand Sydenam, dont voici le traitement : bouillon de poulet excessivement léger ; faire prendre au malade coup sur coup plusieurs grands verres ; on pourra donner de la même manière le petit lait ; on passera des lavements avec l'eau de poulet ; on peut ajouter à chaque verrée de boisson une bonne cuillerée de sirop de laitue ou de pourpier, de nénuphar ou de violat ; après ce lavage, qui dure quatre à cinq heures, un narcotique est nécessaire.

Ce sont bien les nerfs pneumo-gastriques et le grand trisplanchnique qui sont particulièrement affectés, puisque l'intellect se maintient et que le système cérébro-spinal ne paraît point atteint ; il peut-être donné des opiacés, ils seront avantageux.

Dans le choléra, comme dans la petite vérole et la fièvre

typhoïde, l'éruption dans l'intestin ou à la peau peut être confluente ou discrète: la gravité est en raison de la confluence.

J'ai vu des cholériques qui n'avaient eu que quelques vomissements et chez lesquels des pustules très rouges à la peau se sont développées d'une manière discrète, comme cela arrive dans la petite vérole discrète. Ces malades ont promptement guéri.

Au résumé, la plupart des médecins sont d'accord sur ce point, que la cause du choléra est un empoisonnement miasmatique, de cause insaisissable, portant son action sur le système nerveux de la vie organique.

1849, Juin. — Quelque chose de remarquable, c'est que quelques mois après que l'épidémie semblait calmée, il y eut encore des cas de choléra isolés et lorsque la température était très douce: 17 à 18° + 0 à l'ombre. Victor Grandin, député d'Elbeuf, a succombé à Paris de cette maladie après trois jours de cholérine négligée.

1851, Janvier. — L'air a été chaud et humide le jour et froid la nuit pendant le mois; nous avons eu beaucoup de grippes à soigner; elles se sont accompagnées de pneumonies, de pleurésies, mais d'une manière bien plus marquée que lors des précédentes épidémies de grippes; nous avons observé beaucoup de névralgies comme complication. L'épidémie a sévi jusqu'à la fin de mars.

1852. — *Epidémie de grippe.* — En mars, avril et mai, la grippe a frappé un grand nombre d'enfants; il y a eu des pneumonies; quelques enfants ont eu des fièvres cérébro-spinales; des vieillards, par suite de la grippe, ont eu des fluxions de poitrine graves, compliquées de fièvres bilieuses; plusieurs ont succombé. Mais ce que cette épidémie a présenté de remarquable, c'est que chez beaucoup d'enfants la grippe a pris le caractère de la coqueluche. Nous avons eu bien du mal à calmer cette nouvelle affection, qui a duré longtemps. C'est encore les vomitifs répétés avec l'ipécacuanha et les loocks légérement belladonés qui nous ont le mieux réussi.

1853. — Pendant l'hiver d'octobre 1852 à février 1853, la température a été constammeut douce et humide; il y a eu une épidémie de rougeole; il y eut des affections catarrhales de toutes espèces : grippes, diarrhées, cholérines, qui ont eu de la durée.

1855, Janvier et Février. — *Epidémie de grippe.* — Pendant le mois de janvier et février, il a gelé à 6, 7 et 8 degrés au-dessous de zéro, enfin il a tombé beaucoup de neige et un grand nombre de personnes furent affectées de la grippe.

1856, Juin. — *Epidémie de rougeole.* — La chaleur a été considérable les 28, 29 et 30 juin : le thermomètre marquait 22° 24° + 0. Le vent était d'est, sec. Il est survenu une épidémie de rougeole qui ne fut pas meurtrière généralement. En juillet les rougeoles se compliquèrent d'affections catarrhales assez marquées; chez plusieurs enfants des complications adynamiques sont survenues; il s'est développé des escharres gangreneuses, des diarrhées putrides; plusieurs sont morts.

1856, Août. — *Petite vérole.* — Les 4 et 5 août, le thermomètre a marqué 30 et 35° + 0. Par le télégraphe électrique on apprend que sur toute la France il n'y a pas un nuage et que la chaleur est générale; il survient dans ce moment des petites véroles sur un assez grand nombre d'enfants, mais sans complications graves; grâce au soin que les médecins d'Elbeuf prennent de vacciner tous les ans, il y a peu de petites véroles à signaler.

1857, 1er Mars. — *Epidémie d'apoplexie cérébrale.* — Il y a eu à Rouen, au Havre et à Elbeuf des apoplexies cérébrales, pulmonaires et abdominales; nous avions eu quelques jours de gelée à 6 et 7° — 0, pendant le mois de février, mais le temps s'est maintenu sec et glacial pendant la première quinzaine de mars. Cet excellent pharmacien Delhomel a succombé a une attaque répétée d'apoplexie cérébrale presque foudroyante.

1864, Janvier. — *Epidémie de grippe.* — Il y eut dans le mois de janvier des gelées à 10° — 0, puis des dégels jusqu'à 5° — 0, et cela plusieurs fois alternativement. Beaucoup de grippes graves se manifestèrent, et bientôt avec complication de pneumonies. Il survint des fièvres gastriques, des fièvres typhoïdes, des cholérines; il y eut beaucoup de malades. Voilà bien le résultat des variations atmosphériques très tranchées.

1864, Juillet. — L'année fut très mauvaise, car en juillet il y eut des chaleurs jusqu'à 29° + 0; les nuits étaient froides, il y eut beaucoup de cholérines; cette maladie affecta surtout les enfants; il y eut de la mortalité.

1865. — *Epidémie de petite vérole.* — En février 1865, une épidémie de petite vérole s'est manifestée; cette maladie se montra de temps en temps comme cas isolés, mais rarement comme épidémie, les médecins ayant soin de vacciner régulièrement chaque année. Malgré cette précaution, en février et mars 1865, une épidémie de petite vérole apparut.

La petite vérole peut être abondante ou confluente, ou bien elle peut être bénigne ou discrète, c'est-à-dire qu'il y a peu de pustules; dans l'un comme dans l'autre cas, les symptômes sont à peu près les mêmes au début; la fièvre survient avec un malaise général très prononcé, un état de langueur et de fatigue dans tous les membres, des frissons irréguliers, auxquels succèdent des bouffées de chaleur; il y a céphalalgie, soif; bientôt arrivent les nausées, les vomissements, des douleurs lombaires, la langue est saburrale, l'intensité des symptômes annonce déjà quelle sera la nuance de l'affection; après trois à quatre jours, l'éruption commence sur les lèvres, le visage, le col, le haut de la poitrine et, les jours suivants, sur le tronc et les membres; les pustules qui apparaissent, deviennent, vers le sixième jour, plates et ombiliquées, et bientôt la matière qu'elles contiennent se change en pus qui, au bout de quelques jours, se dessèche après suppuration et enfin forme des croûtes qui tombent par desquamation ou comme une poudre jaune; voilà pour la variole vraie, discrète ou confluente, c'est-à-dire avec peu ou beaucoup de pustules. Dans la varioloïde, dans la varicèle ou fausse petite vérole, les accidents sont généralement moins graves, ont moins de durée et les pustules ne sont point ombiliquées, caractère distinctif; cette varioloïde survient pendant les épidémies de petite vérole, mais elle se présente chez ceux qui ont été vaccinés. Comme je tenais religieusement compte de mes vaccinations chaque année, et que j'avais vacciné considérablement d'enfants depuis 1815, ce qui m'avait valu divers prix et enfin une médaille en vermeil or et argent, et fus déclaré lauréat, je pus, en consultant mes registres, me convaincre à ma grande satisfaction que, dans ma clientèle, ceux qui m'offrirent des varioloïdes à un âge déjà avancé avaient été bien vaccinés et que leur vaccin visité à l'époque avait été noté *Bon*.

Les médecins connaissent tous le traitement à employer dans les deux nuances de petites véroles ; cependant je dois dire que tous ceux chez lesquels j'ai prescrit l'ipécacuanha au début, les boissons émollientes acidulées, les lavements émollients, la diète, de se tenir au lit ni trop chaudement, ni exposés au froid, un appartement aéré, avec une température moyenne, se sont bien trouvés de ce traitement.

Plusieurs de mes malades m'ayant témoigné une grande inquiétude et la peur d'être défigurés par la suppuration des pustules au visage, chez deux dames de vingt-cinq à trente ans qui avaient une petite vérole confluente, j'employai le moyen suivant qui m'a toujours réussi. Je pris du sparadrap de Vigo, *cum mercurio*, que je coupai par fragments, je ramollis ces fragments à la chaleur et les appliquai sur le front, les joues et les diverses parties du visage de manière à faire un masque avec les ouvertures nécessaires ; l'application méthodique de l'emplâtre de Vigo est toujours suivie de l'arrêt du développement des pustules varioliques et préserve des cicatrices que la suppuration produit. Il faut laisser l'emplâtre six jours sans y toucher, après quoi on lave avec une légère eau de savon tiède, et la peau présente dans peu comme une desquamation.

Il ne serait pas bon d'appliquer cet emplâtre sur tout le corps, car, pour beaucoup d'anciens célèbres médecins, il ne faut pas entraver dans son cours une éruption dont la nature semble avoir besoin pour débarrasser l'économie d'un levain morbide.

On a même dit que l'enfant, par son séjour pendant neuf mois dans le sein de sa mère, qui ne voyait plus ses règles, contractait par cela un principe dont il se débarrassait plus tard par la petite vérole ou par une fièvre typhoïde ; pour beaucoup de ces anciens médecins, la fièvre typhoïde est une petite vérole interne, et l'on est moins exposé à avoir la fièvre typhoïde quand on a eu la petite vérole. Ainsi quand cette dernière survient, il faut tâcher de bien diriger le traitement pour l'amener à guérison, mais non chercher à l'empêcher de suivre son cours; cela a été controversé.

Quand la petite vérole confluente se complique de congestions sanguines vers la tête, la poitrine ou la muqueuse intestinale, de légères saignées ou des sangsues, les vomitifs, les deux purgatifs appliqués avec sagesse produisent d'heureux effets.

1866, Mai. — *Epidémie d'oreillons.* — Au mois de mai 1866, j'observai une épidémie que je n'avais pas encore remarquée pendant ma longue carrière médicale; chargé du service de santé près la troupe en garnison à Elbeuf, je me rendis comme d'usage à huit heures du matin à la caserne pour la visite. Je fus fort étonné quand se présentèrent une demi-douzaine de jeunes soldats qui réclamèrent l'exemption de service parce qu'ils avaient la fièvre et portaient les uns une tuméfaction prononcée de la glande parotide au-dessous et un peu en devant du bas de l'oreille, les autres au bas de chaque oreille, avec douleur sourde dans la glande, rougeur et gonflement de la peau; dans la ville, quelques jeunes ouvriers m'en présentèrent quelques cas. Je reconnus de suite ce que la médecine nomme ordinairement oreillons, maladie qui se présente de temps en temps chez les enfants, mais très rarement chez les hommes adultes; elle attaque quelquefois les jeunes hommes d'une manière épidémique, et j'en eus la preuve. Il y avait eu des pluies les jours précédents, l'air était humide. Le lendemain encore quelques soldats réclamèrent l'exemption de service pour cause d'oreillons. Quand la maladie est simple et non symptômatique, comme dans les fièvres typhoïdes, le traitement à suivre est très simple, je le prescrivis: flanelles chaudes appliquées en forme de mentonnière dont les extrémités allaient joindre sur la tête, se tenir chaudement, tisane de chiendent, réglisse, garder la chambre, exemption de service, demi-diète. Au bout de trois à quatre jours la résolution se fit, il y eut un suintement assez marqué derrière les oreilles, et chez la plupart de mes malades de la caserne, comme chez ceux de la ville, il y eut métastase sur les testicules. Je fus obligé d'en purger quelques-uns.

C'est dans les engorgements énormes de la glande parotide, devenue quelquefois squirreuse, que l'on voit ces grosses tumeurs que portent certains ouvriers sur le côté droit ou gauche de la tête et qu'ils soutiennent avec un bandage, comme je l'ai vu plusieurs fois à Elbeuf.

1867, Mars. — *Epidémie de panaris*. — En mars 1867, il y avait du brouillard, la température était tempérée; 4, 5, 7° +0; nous fûmes étonnés de la quantité de panaris qui se produisirent; on voyait beaucoup d'ouvriers le bras en écharpe. On ne pouvait supposer que c'était le résultat de la manipulation de la laine, puisque nous avons dit que malgré ce que l'on avait avancé, rien n'a confirmé que des pustules malignes et des panaris aient été produits par le toucher des laines en suin ou autres comme on l'a remarqué chez ceux qui travaillent les peaux d'animaux: les corroyeurs, les mégissiers, par exemple ; d'ailleurs d'autres personnes étrangères à la fabrique furent affectées.

Un assez grand nombre de malades me consultèrent, et j'employai un moyen que je voudrais voir plus vulgarisé qu'il ne l'est; c'est pour l'indiquer que je mentionne cette épidémie.

Je veux parler de l'emploi de l'onguent mercuriel en frictions et à haute dose. Tous les praticiens sont d'accord que contre les orchites, les bubons, les mammites, la plébite, le rhumatisme lombago, lorsque le traitement antiphlogistique local et général a été employé, rien ne produit un meilleur résultat que les frictions avec l'onguent mercuriel à haute dose; dans la péritonite puerpérale, dans la metro-péritonite, même succès ; mais il est une maladie dans laquelle il rend les plus grands services et contre laquelle cependant il n'est pas assez souvent employé; cette maladie, qui s'accompagne de douleurs atroces, qui souvent laisse après elle des difformités regrettables, c'est le panaris, non le panaris sous-épidermique, la tourniole, mais le panaris sous-dermique.

Lorsque l'inflammation de la pulpe du doigt gagne la

paume de la main, le gonflement se faisant difficilement à cause de l'épaisseur et de la densité du derme et du peu d'extensibilité de l'aponévrose palmaire, les douleurs appelées pertérébrantes par Astruc, dues à la compression des nerfs, surviennent bientôt; des élancements se font sentir, la fièvre, l'insomnie, le délire même quelquefois les accompagnent, et si le médecin ne vient faire de profondes incisions pour débrider les parties tendues, les accidents les plus graves, la gangrène, la mort même peuvent survenir; combien alors serait précieux un médicament qui aurait pour mission de conjurer un pareil orage.

Depuis longues années médecin dans l'industrieuse cité elbeuvienne, j'ai eu maintes occasions d'observer et de soigner le panaris; je l'ai vu dans quelques années comme épidémique, sans pouvoir déterminer la cause, pas plus que dans beaucoup d'autres épidémies, comme celles d'érysipèles bilieux, de furoncles, de péritonites puerpérales, etc... ; beaucoup de personnes portaient le bras en écharpe dans le même moment.

Je soignais toujours cette affection par la méthode rationnelle ordinaire: sangsues, saignées au besoin, bains locaux, cataplasmes émollients anodins, l'opium qui a été préconisé comme un stupéfiant du panaris au début, quelquefois application des réfrigérants étendus à la main et au bras, toujours les boissons délayantes, quelques purgatifs, enfin les soins commandés par les circonstances diverses sans lesquels il n'y a point de bonne médecine; aussitôt qu'un peu de fluctuation se faisait apercevoir, une profonde incision était pratiquée dans la pulpe du doigt, divisait le derme de manière à permettre à la suppuration qui s'était formée au dépens du tissu cellulaire de s'épancher; ces incisions avaient été recommandées par Boyer, Richerand, combattues par Roux, et de nouveau conseillées par Bégin et notre grand chirurgien Velpeau; sans doute tous ces moyens et surtout les incisions faites tôt ou tard, suivant que le malade venait consulter, ont produit de bons résultats, mais ils ont rarement amené une guérison prompte : les abcès ont suivi leurs phases, et, malgré tous les soins, souvent la chute de l'ongle, quelquefois d'une phalangette et une difformité pour la vie ont été le triste résultat d'un phlegmon du doigt.

Je m'en affligeais, lorsqu'en 1834 M. le docteur Serres, d'Alais, département du Gard, publia que l'onguent mercuriel en frictions sur le doigt affecté de panaris produisait dans tous les cas une sédation prompte et enrayait l'inflammation de la main lorsqu'elle tendait à s'y développer et que les frictions s'étendaient d'une manière réitérée jusque sur cette partie.

Cet appel fait à l'emploi des frictions mercurielles dans le panaris fut entendu partout, et, pour ma part, je m'empressai d'expérimenter un moyen que l'on préconisait comme étant très précieux; je l'employai maintes et maintes fois avec le plus grand bonheur; non-seulement j'ai réussi à calmer en peu de jours l'inflammation commençant à se développer dans la pulpe du doigt ou dans la paume de la main, mais encore lorsque, consulté tardivement, il y avait déjà formation de pus, je voyais par l'emploi de l'onguent mercuriel les accidents, la douleur, les élancements diminuer d'intensité; si j'étais obligé de faire des incisions, j'affirme que l'onguent mercuriel diminuait l'abondance de la suppuration et que les plaies marchaient vers la cicatrisation avec beaucoup plus de rapidité qu'en suivant la méthode précédemment employée.

Je viens donc recommander particulièrement une médication, un procédé par lequel j'ai eu le bonheur de calmer les douleurs d'un assez grand nombre de malades et surtout d'empêcher les mutilations, les difformités que le panaris laisse souvent après lui.

1869, Juin. — *Epidémie de petite vérole.* — Je mentionne cette épidémie parce qu'elle a eu un caractère particulier. La chaleur était très grande, c'était en juin; beaucoup de jeunes sujets furent atteints; chez la plupart il survint comme un suintement passif de sang dans les pustules, qui devinrent noires par la putréfaction; une odeur infecte s'exhalait des corps; des fièvres putrides, des fièvres typhoïdes s'ensuivirent et, dans plusieurs cas, devinrent mortelles malgré les soins les mieux dirigés.

Le peuple appela cette épidémie petite vérole noire.

Je termine ici la série d'observations d'épidémies que j'ai observées dans ma pratique médicale. Je dirai, en résumé, que les épidémies de petite vérole ont été rares, ce qu'il faut attribuer sans doute au soin de vacciner que les médecins prenaient chaque année; que l'exposition de la ville au nord, est et ouest, fait que, surtout en hiver, on y remarque des fièvres muqueuses, des affections catarrhales, éruptives et surtout des grippes, maladie qui est bien la plus commune de toutes, mais que les affections que je viens d'énumérer sont le plus ordinairement bénignes et ne tendent pas à dégénérer en maladies très graves, comme cela arrive dans d'autres localités moins salubres qu'Elbeuf.

Je laisse aux médecins, mes successeurs, le soin de continuer et de perfectionner ce travail dont l'utilité a été reconnue dans beaucoup de localités; je n'avais d'ailleurs cherché qu'à suivre les exemples donnés par les médecins, MM. Le Pecq de la Clôture, Duparc et Henry, qui se sont fait un devoir de décrire les épidémies de leur temps.

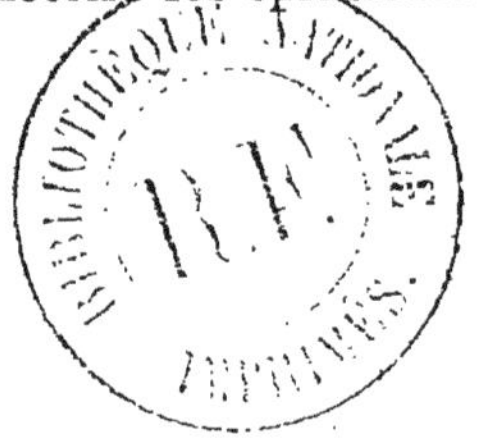

FIN.

Rouen. — Imprimerie de E. Leprevost-Leroy, rue Saint-Sever, 44.

www.ingramcontent.com/pod-product-compliance
Ingram Content Group UK Ltd.
Pitfield, Milton Keynes, MK11 3LW, UK
UKHW012100240726
13965UKWH00004B/1432

9 782013 037716